Besser
Schlafen & Aufwachen

Erste Hilfe bei Schlafstörungen, Schnarchen und Morgenmuffeligkeit

© 2014, Madame Missou
1. Auflage, Februar 2014
ISBN-13: 978-1495472640
ISBN-10: 1495472647
Madame Missou wird vertreten durch die
Maracuja GmbH, Laerheider Weg 13
47669 Wachtendonk
info@madamemissou.de
www.madamemissou.de

Inhaltsverzeichnis

1. Schlafstörungen

1.1 Einleitung – Was sind Schlafstörungen?

Augenringe am Morgen, permanente Müdigkeit sowie Abgeschlagenheit tagsüber sind häufig die Folgen von Schlafmangel in der vorausgegangenen Nacht. Wenn Sie nicht gerade die Möglichkeit haben, am Nachmittag ein kleines Nickerchen zu halten, schlagen Sie sich den ganzen Tag mit viel Gähnen und Unkonzentriertheit herum. Dies ist unerfreulich und beeinträchtigt Ihre Leistungsfähigkeit auf der Arbeit und im Alltag.

Was ist jedoch eine Schlafstörung und welche Merkmale kennzeichnen eine solche? Im Allgemeinen kann man folgende Ein- und Durchschlafprobleme unterscheiden:

- Probleme beim Einschlafen:

Sie gehen ins Bett, weil Sie eigentlich müde sind, aber kaum ist das Licht ausgeschaltet, wälzen Sie sich von einer Seite auf die andere und finden keine Ruhe. Normalerweise sollten Sie rund 30 Minuten nach dem Zubettgehen einschlafen. Dauert es permanent länger, dann liegt meist eine Schlafstörung vor.

- Häufiges Aufwachen in der Nacht:

Es ist für viele Menschen normal, hin und wieder in der Nacht aufzuwachen. Druck auf die Blase kann eine Ursache für ungewolltes Aufwachen sein, oder ein sehr leichter Schlaf. Sie sollten jedoch binnen 30 Minuten wieder im Land der Träume sein. Kennzeichnend für eine Durchschlafstörung ist also die Dauer der Wachphase, die mit dem ungewollten Aufwachen einhergeht.

- Störungen des Tag-Nacht-Rhythmus:

Ob durchzechte Nacht, Urlaub in einer anderen Zeitzone (Jetlag) oder ein Job im Schichtdienst. Es gibt diverse Gründe für Unregelmäßigkeiten der Schlaf-Wach-Phasen. Häufig sind diese nur vorübergehender Natur. Ist der Biorhythmus jedoch längerfristig massiv gestört, kann dies zu chronischen Schlafstörungen führen und Auswirkungen auf die Gesundheit haben.

- Diverse Aktivitäten während des Schlafens

Sprechen Sie vielleicht im Schlaf oder wandeln umher? Auch dies gilt als eine Störung. Ebenso wie das unbewusste Zähneknirschen, Muskelzuckungen und das Restless-Leg-Syndrom. Oft haben die Betroffenen einen unruhigeren und damit weniger erholsamen Schlaf. Die Regeneration und das Auftanken der Kraftreserven in der Nacht werden durch die körperliche Aktivität also deutlich herabgesetzt.

- Einnicken während des Tages:

Sie fühlen sich aus unerfindlichen Gründen müde und abgeschlagen und müssen sich regelrecht zwingen, nicht im Meeting oder der Vorlesung wegzudösen? Haben Sie die Nacht zuvor durchgefeiert oder waren aus anderen Gründen extrem lange wach, ist dies selbstverständlich nicht verwunderlich. Wenn Sie jedoch trotz ausreichend vieler Stunden Schlaf ungewollt wegnicken, hat dies oft andere Gründe. Die bekanntesten sind Eisenmangel und die Tagesmüdigkeit während der Schwangerschaft.

Wenn es sich bei den vorangegangenen Schlafstörungen um ein vorübergehendes Phänomen handelt und Sie nur wenige Nächte nicht richtig schlafen können, spricht man noch nicht von einer wirklichen Störung. Diese sind vielmehr chronischer Natur und beeinträchtigen den Betroffenen demnach über einen längeren Zeitraum, manchmal sogar Jahre.

Die Gründe für die einzelnen Ein- und Durchschlafprobleme können vielfältiger Natur sein und werden in den nachfolgenden Kapiteln behandelt. Ebenso zeigt Madame Missou Ihnen Wege auf, wie Sie mit sanften Mitteln Ihre Schlafqualität steigern können und Schlafstörungen vorbeugen und beseitigen.

Viel Spaß beim Lesen dieses Ratgebers in den nächsten ca. 120 Leseminuten und von nun an einen erholsamen Schlaf und ein gutes Aufwachen wünscht Ihnen,

Ihre Madame Missou

PS: Mehr zum Buch (Leseproben, Rezensionen…) finden Sie auch auf meiner Website: http://www.madamemissou.de/

1.2 Gründe für Schlafstörungen

Seien wir mal ehrlich. Wer kennt es nicht, dass man Montagmorgen kaum aus den Federn kommt und sich den ganzen Tag im Büro wie erschlagen fühlt? Warum gerade montags? Die meisten Menschen wissen natürlich, woher die Tagesmüdigkeit herrührt. Es war Wochenende und da bleiben wir gerne mal ein wenig länger auf und genießen die freien Tage. Natürlich wird am Wochenende auch mal so richtig schön ausgeschlafen und der Wecker hat Pause. Doch wer Sonntagmorgen zu lange in den Federn bleibt, kann am Abend oft nicht pünktlich einschlafen.

Die Ursache für die Schläfrigkeit zu Beginn der Woche ist also jedem hinreichend bekannt und wenig verwunderlich. Nicht wenige hassen den Montag nicht (oder nicht nur), weil es der Start in die Arbeitswoche ist, sondern auch, weil er bedingt durch die Müdigkeit als der anstrengendste Tag empfunden wird.

Es gibt aber noch eine ganze Palette weitere Ursachen, die uns nachts nicht gut schlafen lassen. Weit über 100 Störungsbilder sind der Forschung bekannt und haben ihren Ursprung in unterschiedlichen organischen und nicht-organischen Ursachen. Und da Sie sich zum Kauf dieses kleinen Buches entschieden haben, ist Müdigkeit am Montagmorgen vermutlich Ihre kleinste Sorge.

Doch seien Sie beruhigt. Einige Störungen lassen sich sehr leicht und mit sanften Mitteln beheben und dies sogar dauerhaft. Andere Schlafprobleme wiederum benötigen eine eingehende Untersuchung vom Facharzt und nicht selten ist der Gang in ein Schlaflabor dringend angeraten.

Madame Missou möchte Ihnen nun einige der häufigsten Gründe für Schlafstörungen vorstellen und erläutert auch, wann es angeraten ist, in jedem Fall einen Facharzt aufzusuchen.

1.2.1 Physische Ursachen

Straßenlärm und zu viel **Licht** im Schlafzimmer sind zwei der häufigsten Gründe für Einschlafprobleme. Beispielsweise wenn Sie in der Nähe einer Autobahn wohnen oder vorbeifahrende Züge einen zu hohen Geräuschpegel verursachen. Leben Sie in der Stadt, dann können auch Leuchtreklamen oder andere blinkende Lichter Ihren Schlaf empfindlich stören. Dies weiß auch Madame Missou, die einige Jahre in der schillernden Metropole New York zu Hause war. Und bekanntlich schläft diese Stadt ja nie!

Doch zum Glück sind die oben genannten Probleme sehr leicht zu bewältigen. Fast zu banal um es aufzuschreiben: Lassen Sie am Abend die Rollos hinunter oder nutzen Sie schwere Vorhänge in möglichst dunklen Farben. So sperren Sie lästige Sonnenstrahlen aus und haben vor blinkenden Reklametafeln Ruhe. Wenn beides nicht möglich ist, machen Sie es wie auf Flugreisen: Setzen Sie eine Schlafmaske auf. So zu Bett zu gehen war schon in den alten Fünfzigerjahre-Filmen hip und ist heute noch ebenso funktionell wie schick. Und was den Straßen- oder Baulärm angeht, so haben Ohrenstöpsel schon immer gute Dienste geleistet. Dabei gibt es jedoch einen offensichtlichen Nachteil. Womöglich hören Sie Ihren Wecker am Morgen nicht.

Im Sommer kommt noch ein weiterer Faktor hinzu, der uns am Einschlafen hindert: **Hitze**. Wie Sie den Temperaturen am besten ein Schnippchen schlagen, erfahren Sie weiter unten.

Ebenfalls in die Kategorie physischer Ursachen gehören zudem **Schmerzen** jeglicher Art. Häufig hervorgerufen durch eine schlechte oder ungeeignete Matratze. Auch Herz und/oder Kreislaufprobleme beeinträchtigen die Nachtruhe, genauso wie ein Ungleichgewicht im Hormonhaushalt oder im schlimmsten Fall ein Tumor im Gehirn. Immerhin ist es unser Hirn, welches für die Steuerung unseres Schlafes zuständig ist und wenn bestimmte Regionen durch einen Tumor beeinflusst und gestört werden, dann wird die Schlafqualität durch unzureichende Regulierung ebenfalls herabgesetzt. Dies gilt ebenso für Menschen mit Epilepsie.

Tückisch und leider besonders häufig unentdeckt bleiben unwillkürliche **Bewegungen** in der Nacht. Muskelzuckungen lassen uns unruhig schlafen, oder wir stehen nachts sogar auf und schlafwandeln. Es gibt auch das Phänomen der „rastlosen Beine" (Restless-Leg-Syndrom). Der Kreislauf und die Muskeln werden bei allen Vorgängen beansprucht und der Schlaf bringt nicht die erwünschte Erholung. Sie wachen morgens total gerädert auf und wissen nicht wieso. Besonders schwierig zu entdecken sind all diese Phänomene, wenn Sie alleine leben. Hier kann nur eine Untersuchung im Schlaflabor endgültige Klarheit schaffen.

Es ist ebenfalls angeraten einen Arzt aufzusuchen, wenn Sie unter nächtlichen **Atemaussetzern** leiden. Der Fachbegriff hierfür heißt Schlafapnoe. Bis zu einer Minute können diese Pausen dauern und das Gehirn wird in dieser Zeit nicht ausreichend mit Sauerstoff versorgt. Die Folge: Erschöpfung am nächsten Morgen. Einige Patienten wachen durch den Mangel an Sauerstoff auch auf und dies führt natürlich ebenso zu einer unruhigen Nacht. Ähnliches gilt für **Schnarcher**. Gelegentliches Schnarchen ist in Ordnung und kann durch eine Erkältung oder eine ungünstige Schlafposition hervorgerufen werden. Besonders, wenn Sie gerne auf dem Rücken liegen. In

Kombination mit starkem Übergewicht, Atemaussetzern oder vermehrtem Schwitzen sollten Sie sich jedoch in die Hände eines Experten begeben. Außerdem wird Ihr Partner es Ihnen sicherlich danken, wenn Sie nicht mehr die halbe Nacht Bäume zersägen.

1.2.2 Psychologische Ursachen

Schlafkiller Nummer 1 ist vermutlich - Sie ahnen es bereits - **Stress**.

Der Chef hat uns in sein Büro zitiert oder wir wissen vor lauter Arbeit nicht, wo uns der Kopf steht. Häufig nehmen wir solche Probleme unbewusst nach Feierabend mit nach Hause. Wenn wir dann schließlich im Bett liegen und zur Ruhe kommen, dann geht das Kopfkino los und die Gedanken fahren Achterbahn.

Doch nicht nur Arbeitsstress lässt uns schlecht schlafen. Beziehungsprobleme, Depressionen, finanzielle Nöte, Ärger und andere **Sorgen** sind mit unerfreulicher Häufigkeit der Grund dafür, dass wir nachts kein Auge zumachen.

Auch falls Sie sich in einer **Trauerphase** befinden, ist Ihr Schlaf womöglich beeinträchtigt. Ob Sie einen lieben Angehörigen verloren haben, mit Liebeskummer kämpfen oder einen anderen Verlust erlitten haben, spielt dabei keine Rolle. Tiefe Gefühle gehen an die Substanz. Die Gedanken kreisen und man findet einfach keine Lösung. Zu tief sitzt der Schmerz und zu groß ist die Trauer. Alle Probleme wirken schier unüberwindbar.

Doch auch sehr starke **positive Gefühle** rauben uns bisweilen den Schlaf. Wer als Kind kaum den Heiligenabend abwarten konnte und vor lauter Aufregung keinen Schlaf fand, weiß, wovon Madame Missou redet. Gleiches gilt für besonders intensive Erlebnisse am Tage. Auch Schmetterlinge im Bauch sorgen für kurze aber in diesem Fall bedeutend schönere Nächte.

Doch apropos **Aufregung**: Wer kennt nicht die Angst vor Prüfungen oder wichtigen Terminen. Immer und immer wieder geht man verschiedene Möglichkeiten durch, was vielleicht alles schief gehen kann, welche Testfragen drankommen können, wie der Chef auf die Präsentation reagiert und, und, und. Wir können nicht abschalten und verzetteln uns in dramatischen Szenarien. Doch dies sind natürlich alles ungelegte Eier und von einem vermasselten Test geht die Welt nicht gleich unter. Trotzdem kann der Film in unseren Köpfen nicht so einfach ausgeschaltet werden.

Ebenfalls in diese Kategorie fallen Zwangsstörungen. Beispielsweise fragen Sie sich wieder und wieder, ob Sie den Herd ausgeschaltet haben. Sie stehen also auf, schauen nach und gehen anschließend wieder ins Bett. Doch obwohl Sie bereits nachgesehen haben, müssen sie noch einmal aufstehen und es überprüfen. Das kann viele etliche Male wiederholt werden. Und obwohl Sie tief in sich drin wissen, dass alles in Ordnung und ausgeschaltet ist, stehen Sie zwanghaft immer von neuem auf.

1.2.3 Physiologische Ursachen

Viele **Schichtarbeiter** leiden unter einem gestörten Schlaf-Wach-Rhythmus. Besonders kurze Wechsel sind für den Körper anstrengend, wie beispielsweise der Wechsel von Spätdienst auf Frühdienst am nächsten Morgen. Sie kommen also am Abend spät nach Hause und müssen eigentlich direkt ins Bett, um morgens mit den ersten Sonnenstrahlen schon wieder auf den Beinen zu sein. Erholung? Fehlanzeige! Einige arbeiten auch überwiegend in der Nachtschicht, wie es zum Beispiel in vielen Krankenhäusern üblich ist. Dass in solch einem Fall der natürliche Tag-Nacht-Rhythmus völlig durcheinander kommt, bedarf wohl keiner genaueren Erläuterung.

Auch der Urlaub in einer anderen **Zeitzone** kann den Körper durcheinanderwirbeln. Ist es am Ferienort schon viel später, als in der Heimatzone, fällt zeitiges zu Bett gehen mitunter schwer. Anders herum verhält es sich, wenn zu Hause schon eine fortgeschrittene Uhrzeit herrscht, es am Urlaubsziel aber erst früher Abend ist. Der Körper bedarf einiger Tage, um mit diesem Wechsel umgehen zu können. Kein Grund zur Sorge!

1.2.4 Pharmakologische Ursachen

Der Verzehr von **Cola und Kaffee** am späten Abend ist allen die sowieso unter Einschlafproblemen leiden nicht zu empfehlen. Gleiches gilt ebenso für andere koffeinhaltige Getränke und sogenannte Energydrinks. Wer auf seine Cola beim Fernsehabend nicht verzichten kann, greift besser auf die koffeinfreie Variante zurück.

Auch **Alkoholkonsum und Rauchen** wirken sich negativ auf einen gesunden Schlaf aus, selbst wenn manche nach einer ausgereiften Zecherei zu schlafen scheinen wie die Babys. Alkohol begünstigt Schnarchen und wie bereits weiter oben beschrieben, sorgt dies für einen weniger erholsamen Schlaf.

Falls Sie regelmäßig **Medikamente** einnehmen müssen, schadet ein Blick in den Beipackzettel ebenfalls nicht, oder sprechen Sie mit Ihrem behandelnden Arzt. Oft widmen wir den Nebenwirkungen geschluckter Pillen und Präparaten zu wenig Aufmerksamkeit. Hier könnten Ursachen für eine Schlafstörung jedoch verborgen liegen.

1.3 Schlafhygiene und sanfte Einschlafhilfen

Der Mensch verbringt rund 25 Jahre seines Lebens mit Schlafen. Natürlich könnte man in der Zeit viele andere nützliche Dinge tun, doch diese Zeitspanne zeigt auch, wie wichtig und notwendig Schlaf eigentlich ist. Rund ein Drittel des Tages (gut 8 Stunden) verschlafen wir demnach. Der Körper tankt in diesen Stunden seine Kraftreserven auf, verarbeitet in Träumen wichtige Ereignisse, verknüpft Neuerlerntes und speichert es im Langzeitgedächtnis. Wenn wir nachts nicht ausreichend zur Ruhe kommen, vergessen wir also Sachen schneller, fühlen uns schlapp und es mangelt an Konzentration und Leistungsfähigkeit. Im schlimmsten Falle kann unzureichender Schlaf auch Stimmungsschwankungen und eine erhöhte Reizbarkeit auslösen, das Schmerzempfinden steigern und emotional instabil machen.

Doch es müssen nicht immer genau 8 Stunden entspanntes Schlummern sein. Einigen Menschen reichen 6 Stunden völlig aus, um sich fit und vital zu fühlen, andere kommen erst bei 9 Stunden oder mehr so richtig in Fahrt. Auch das Alter spielt eine Rolle und natürlich der Gesundheitszustand einer Person.

Um dem Körper also ausreichend Erholung zukommen zu lassen, gibt es einige Regeln, die das Einschlafen positiv beeinflussen können. Zudem muss es nicht immer die Chemiekeule vom Arzt sein, sondern es gibt ausreichend pflanzliche Mittel, um dem Sandmann auf die Sprünge zu helfen.

Im folgenden Kapitel stellt Madame Missou Ihnen wichtige Regeln der Schlafhygiene vor und gibt einen Überblick über sanfte Einschlafhilfen.

1.4 Die zehn goldenen Schlaf-Regeln

1.4.1 Ins Bett gehen, wenn Sie müde sind

Auch wenn Sie am nächsten Tag wirklich früh aufstehen müssen, bringt es Ihnen gar nichts, wenn Sie bereits um 22 Uhr im Bett sind, aber noch stundenlang wach liegen. Nutzen Sie die Zeit lieber und machen Sie etwas Produktives, aber nichts Anstrengendes. Bügeln Sie Wäsche (wenn Sie Madame Missou fragen, die langweiligste Tätigkeit überhaupt), räumen Sie das Wohnzimmer ein wenig auf, wischen Sie Staub oder Ähnliches. Wenn Sie anfangen sich müde zu fühlen, dann ab in die Kiste.

Auch im Bett können Sie einiges tun, um sich schläfrig zu machen. Lösen Sie ein Kreuzworträtsel oder spielen Sie Sudoku. Auch Lesen hilft und macht die Augen müde. Doch es sollte nicht unbedingt ein Stephen King Buch oder ein spannender Thriller sein. Lesen Sie leichte Lektüre.

Haben Sie schon einmal den Timer an Ihrem Fernseher entdeckt? Eigentlich haben elektrische Geräte zwar nichts im Schlafzimmer zu suchen und oftmals ist fernsehen eher kontraproduktiv, wenn es ums Einschlafen geht, doch einigen Menschen hilft eine kleine Geräuschkulisse beim Eindösen. Auch hier gilt keineswegs „Ohne Krimi geht die Mimi nie ins Bett". Schauen Sie lieber einen Shopping-Kanal oder sonst ein eher langweiliges Programm. Dank Timer geht der Fernseher dann von alleine aus. Auch leise Musik kann beim Einschlafen helfen oder – was bei einigen Menschen Wunder wirkt - ein Hörbuch.

1.4.2 Ausreichend Bewegung

Haben Sie Kinder? Diese kleinen Monster sind ja oft der reinste Flohzirkus, sitzen niemals still, sind immer in Bewegung und brauchen jede Menge Action. Abends sind sie darum ausgepowert und hundemüde und fallen regelrecht ins Bett. Als Belohnung sind die Kleinen dafür am nächsten Tag um 6 Uhr (wenn Sie Glück haben) oder früher schon wieder ausgeschlafen und putzmunter.

Daran sollten Sie sich ein Beispiel nehmen. Ausreichend Bewegung ist gut und es muss ja kein exzessiver Sport sein. Ein schöner ausgedehnter Spaziergang reicht vollkommen oder Sie fahren mit dem Rad zur Arbeit, steigen Treppen anstatt den Lift zu nehmen usw.

Gestalten Sie Ihr Leben ein wenig aktiver und dann fühlen auch Sie sich abends müde (und am nächsten Tag hoffentlich fit und munter). Doch machen Sie keinen extremen Sport oder sonstige anstrengende Aktivitäten kurz vor dem Schlafengehen. Der Körper braucht ein wenig Zeit, um nach Anstrengung (auch leichter) auf Ruhemodus umzuschalten.

1.4.3 Frühes Abendessen

Versuchen Sie Ihr Abendbrot relativ zeitig zu essen und möglichst nicht zu später Stunde. Mit einem vollen Magen schläft es sich nämlich bedeutend schlechter. Erst recht, wenn Sie sehr deftig und reichhaltig gegessen haben und das kurz vor dem Zubettgehen. Fast Food und fettiges Essen also, wenn überhaupt, lieber als Mahlzeit am Mittag einplanen und abends nur leichte Kost verspeisen.

1.4.4 Regelmäßiger Schlafrhythmus

Versuchen Sie immer zur gleichen Zeit ins Bett zu gehen und morgens auch immer zur gleichen Stunde aufzustehen. Auch am Wochenende! Ja, das mag mitunter schwerfallen, ist aber reine Gewohnheitssache. Wenn Sie regelmäßige Schlafzeiten einhalten, wird Ihr Körper sich früher oder später an den

Rhythmus gewöhnen und Sie werden schließlich immer um die selber Uhrzeit müde. Auf lange Sicht eine gute Sache.

1.4.5 Vorsicht mit Getränken

Trinken sie vor dem Schlafengehen nicht mehr Unmengen Wasser oder andere Getränke. Wenn Sie ohnehin schon an Ein- oder Durchschlafproblemen leiden, wollen Sie sicherlich nicht noch zusätzlich nachts auf die Toilette gehen müssen.

Trinken Sie zur Entspannung abends aber mit Vorliebe einen Tee, dann tun Sie dies bitte zeitig und vermeiden Sie koffeinhaltige Getränke und Alkohol am besten ganz. Viele Menschen macht Alkohol zwar müde, aber er kann den Stoffwechsel belasten und wir fallen nur in einen leichten Schlaf.

1.4.6 Das Schlafzimmer ist zum Schlafen da

Steht ein Computer in Ihrem Schlafzimmer, ein Fernseher oder stapeln sich neben Ihrem Bett die Akten aus dem Büro? Raus damit! Nur wenn Ihr Körper das Schlafzimmer tatsächlich mit Ruhe, Entspannung und Schlaf verknüpft, kann er auch so richtig abschalten und müde werden.

Arbeiten Sie hingegen in diesem Raum, im schlimmsten Fall sogar im Bett, dann bedeutet dieser Bereich Ihrer Wohnung alles, nur nicht „Zeit zu schlafen". Entfernen Sie so gut es geht alles aus dem Schlafzimmer, was hier eigentlich nicht hingehört und verfrachten Sie den Schreibtisch samt Computer lieber ins Wohnzimmer oder die Küche.

Verwandeln Sie Ihr Schlafgemach in eine Oase der Ruhe. Benutzen Sie sanfte, helle Töne für Einrichtung, Bettwäsche, Wandgestaltung und Co, und vermeiden Sie wilde und grelle Muster. Gehen Sie mit Möbeln sparsam um und stopfen Sie den

Raum nicht zu voll. Ein bisschen Dekoration darf es schon sein, aber kein Krimskrams überall.

Und keinesfalls sollte der Raum in irgendeiner Weise mit Arbeit oder Stress verbunden werden. Wenn Sie wirklich Arbeit mit nach Hause nehmen müssen, dann erledigen Sie diese in einem anderen Zimmer.

1.4.7 Probleme vor dem Schlafengehen lösen

Sie haben sich mit Ihrem Partner gezofft? Etwas hat Sie tagsüber genervt oder verärgert? Sie grübeln schon länger über einem Problem? Gut, dies alles kommt vor, aber Grübeln Sie nicht im Bett oder versuchen einzuschlafen, wenn Sie innerlich noch auf 180 sind nach einem Streit.

Versuchen Sie sich lieber mit Ihrem Schatz auszusöhnen oder Probleme tagsüber zu lösen und nicht erst, wenn es Zeit zum Schlafen ist. Häufig sind wir aber leider am Tage so gestresst, dass uns erst wenn wir zur Ruhe kommen gewisse Dinge einfallen. Wenn dem so ist, schreiben Sie Ihr Problem, den Ärger oder auch Kummer nieder und sagen Sie sich „Morgen befasse ich mich ausführlich damit". Damit geben Sie Körper und Geist zu verstehen, dass sie sich nun entspannen können.

1.4.8 Rituale zur Entspannung

Ab einer gewissen Uhrzeit sollten Sie nichts Anstrengendes mehr unternehmen. Kein Sport, schweißtreibende Hausarbeit, konzentriertes Arbeiten und Ähnliches. Machen Sie entspannende und schöne Dinge. Alles was laut und grell ist wird verbannt. Zum Beispiel das Flimmern des Fernsehers. Auch eine gewisse Routine vor dem Schlafengehen polt den Körper auf „Bald ist Schlafenszeit". Schaffen Sie sich also kleine Zubettgeh-Rituale und zelebrieren Sie diese jeden Tag.

Zeigen Sie Ihrem Körper somit, dass es an der Zeit ist, runterzufahren und zu entspannen. Sie können beispielsweise bereits das Licht dämmen, während Sie sich noch im Wohnzimmer aufhalten. Oder nehmen Sie eine wohlige Dusche oder ein schönes Schaumbad vor dem Schlafengehen, um zu relaxen und den Stress des Tages zu vergessen. Doch bitte nicht zu heiß. Auch leise Musik sorgt für angenehme Atmosphäre und ein schönes und gemütlich eingerichtetes Schlafzimmer trägt ebenfalls zur Entspannung bei.

Wenn Sie hingegen noch bis später Stunde arbeiten oder lernen und dann plötzlich das Licht ausschalten und schlafen wollen, wird Ihr Körper mit der plötzlichen Umstellung nicht so leicht fertig und Sie liegen mitunter noch eine ganze Weile lang wach.

1.4.9 Die richtige Matratze wählen

Ebenso wichtig wie eine gemütliche Atmosphäre im Schlafzimmer ist eine gute und vor allem auf Ihre Bedürfnisse zugeschnittene Matratze. Kaufen Sie nicht die Erstbeste und Billigste von allen, sondern liegen Sie ausgiebig Probe und lassen Sie sich in einem Fachgeschäft beraten. Je nach Ihrer Größe und Ihrem Gewicht gibt es Schlafstätten aus den verschiedensten Materialien und mit unterschiedlichen Härtegraden. Eine gute Matratze sorgt für größtmöglichen Komfort und Bequemlichkeit und beugt unter anderem Rückenschmerzen vor, indem sie für eine optimale Schlafposition sorgt und die Wirbelsäule unterstützt. Investieren Sie hier also ruhig ein paar Euro mehr, denn es kann viel zu einem gesunden und erholsamen Schlaf beitragen.

Im Fachgeschäft gibt es zudem auch spezielle Kissen beispielsweise Ganzkörperkissen, Kissen für Seitenschläfer und auch diverse Bettdecken. Je nach Jahreszeit empfiehlt sich eine kuschelige Decke oder ein leichtes Laken zum Zudecken. Es gibt auch Kombinationen, die sich mit Druckknöpfen beliebig zu einer geeigneten Bettdecke für die jeweilige Saison zusammenstecken lassen. Auch anderes Zubehör (z.B. für Allergiker) für traumhafte Nächte finden Sie im Fachgeschäft.

1.4.10 Die richtige Kleidung wählen

Wenn Sie das Gefühl haben, Ihre Füße sind zu Eisklötzen erstarrt oder aber Sie wachen nachts schweißgebadet auf, dann ist es an der Zeit über ihr nächtliches Schlaf-Outfit nachzudenken. Wählen Sie grundsätzlich immer atmungsaktive Stoffe aus reiner Baumwolle oder mit hohem Baumwollanteil. Auch spezielle Funktionswäsche leistet gute Dienste. Diese ist atmungsaktiv und transportiert Schweiß bestens nach außen.

Während den Wintermonaten oder wenn Sie leicht frieren, empfiehlt sich eine lange Pyjamahose und ein Oberteil mit langen Ärmeln. Gerne aus kuscheligem Flanell oder Ähnlichem. Im Sommer sollte es nicht zu eng anliegende Schlafkleidung sein, sondern lieber schön luftig. Ob Nachthemd oder Shorty-Pyjama ist Geschmackssache.

Auch für Ihr Bett sollten Sie das richtige Outfit wählen. Bettwäsche aus Kunstfasern kann nämlich beispielsweise einen unangenehmen Hitzestau verursachen.

1.5 Was tun bei…?

1.5.1 Stress

In der heutigen Zeit, wo Technologie vieles für uns vereinfachen soll und wo durch Geräte und Maschinen Zeit eingespart wird, ist es trotzdem in den meisten Berufen hektisch und nicht selten steht man unter enormem Leistungsdruck. Doch nicht nur beruflicher Stress wirkt sich auf unsere Schlafqualität aus.

Ärger zu Hause, Zoff in der Partnerschaft, Kinder, Haushalt, und, und, und. Dies alles können Faktoren für Schlafstörungen sein. Wenn das Kopfkino im Bett losgeht und eine Welle des Ärgers oder Frusts wieder aufkeimt, dann raubt uns dies nicht selten den wertvollen Schlaf.

Wie aber kann man Stress vorm Einschlafen vermeiden oder zumindest lindern?

Wie schon in den goldenen Regeln erwähnt, sollten Probleme vor dem Schlafengehen gelöst oder zumindest vertagt werden. **Die Ursache für den Stress beim Namen nennen und aufschreiben** kann helfen. Legen Sie sich ein kleines Notizheft auf den Nachtisch und schreiben Sie auf, was Sie nervt, stresst oder beunruhigt. Wenn es für ein Problem momentan noch keine Lösung gibt, heißt das nicht, dass sie nie gefunden wird. Versuchen Sie Dinge entspannter zu sehen. Ist Ihnen geholfen, wenn Sie sich schwarz ärgern UND Ihren Schlaf opfern? Eben. Denken Sie also am nächsten Tag in Ruhe darüber nach, als jetzt fieberhaft nach einer Lösung zu suchen.

Sie können auch Folgendes versuchen: Setzen Sie Ihre Probleme (beispielsweise den nervenden Chef) gedanklich in ein kleines Boot und schubsen Sie ihn fort. Sehen Sie zu, wie das Boot von den Wellen hinfort getragen wird, immer kleiner wird und schließlich am Horizont verschwindet. Dabei sagen Sie sich

„Morgen wird das Boot zurück in den Hafen kommen und dann sehen wir weiter". Vielleicht klingt solch ein Szenario für Sie kindisch, aber Visualisierungen helfen dabei Probleme und Sorgen loszulassen und sei es auch nur für einen Moment.

Wenn Ihr Leben hingegen generell sehr hektisch ist und Sie einfach noch auf Hochtouren laufen, wenn Sie abends eigentlich schlafen sollten, dann können **Entspannungstechniken** Ihnen helfen, einen Gang runter zu schrauben. Yoga und Atemübungen eignen sich hervorragend. Auch autogenes Training ist eine Möglichkeit.

Schlafrituale sind ebenfalls eine gute Variante: trinken Sie einen Kräutertee, hören Sie entspannt Musik, lauschen Sie einem Hörbuch oder lesen Sie noch ein paar Seiten, bevor Sie das Licht löschen. Auch das schon erwähnte Schaumbad kann sich positiv auswirken oder spezielle Düfte, wie Lavendel. Ein paar Tropfen auf das Kissen oder getrocknete Blüten in einem Säckchen können sanft helfen. Auch spezielle CDs mit Entspannungsmusik und Traumreisen, die das Einschlafen erleichtern sollen, leisten gute Dienste und mittlerweile gibt es sogar Schlaf-Apps für Ihr Smartphone.

1.5.2 Sommerhitze

Hohe Luftfeuchtigkeit und schweißtreibende Temperaturen lassen uns im (Hoch-) Sommer oft tage- oder wochenlang nicht gut schlafen, weil es im Schlafzimmer gefühlte 100 °C sind. Es gibt aber ein paar einfache Tricks, wie man dennoch halbwegs seine Nachtruhe findet.

Dunkeln Sie Ihre Wohnung und speziell natürlich auch die Schlafräume ab so gut es geht, und zwar den ganzen Tag. **Lüften** sie am frühen Morgen und spätabends dann gut durch, indem Sie alle Fenster aufreißen. Vor dem Schlafengehen am besten **lauwarm duschen** und den Körper nicht ganz abtrocknen. Der Flüssigkeit auf der Haut wird verdunsten und bietet ähnlich wie beim Schwitzen angenehme Abkühlung, wenn leider auch nur kurz. Kalt duschen ist übrigens weniger zu empfehlen, da es Ihren Kreislauf in Schwung bringt und diese Energie äußert sich in Wärme.

Ob Sie lieber nackt schlafen oder bekleidet, ist in erster Linie Geschmackssache und eine Frage der Hygiene. In tropischen Nächten schwitzt der Körper bis zu einem halben Liter Flüssigkeit aus, der sich natürlich in der Kleidung oder auf dem Laken sammelt. Beides sollte daher in regelmäßigen Abständen möglichst heiß gewaschen werden. Wenn Sie es vorziehen im Evakostüm zu schlafen, achten Sie darauf, keine Zugluft abzubekommen und stellen Sie Fenster im Zweifelsfall lieber auf Kipp, anstatt sie die ganze Nacht geöffnet zu lassen, oder nutzen Sie ein dünnes Baumwolllaken als Decke. Sowieso ist **Zudecken** eine gute Idee. Es schützt vor einem steifen Nacken und Auskühlung, was sehr leicht auch im Sommer passieren kann, da der Mensch im Schlaf seine Temperatur nicht ausreichend regeln kann.

Unterwäsche oder das Bettlaken in den Kühlschrank legen oder das Gefrierfach. Diese Tipps bringen nur für wenige Sekunden ein bisschen angenehme Abkühlung und im schlechtesten Fall sind Kleidung oder Bettwäsche nach dem Besuch in der Kühlabteilung klamm und unangenehm zu tragen. Besser ist es eine **Wärmflasche** zweckzuentfremden und sie mit kühlem Wasser gefüllt, für einige Stunden in den **Kühlschrank** zu legen. Anschließend können Sie ein wenig mit der Kühlflasche kuscheln und den Frischekick genießen, oder Sie legen das gute Stück unter Ihre Füße während Sie versuchen einzuschlafen.

Falls Sie natürlich den Luxus einer **Klimaanlage** Ihr Eigen nennen, werden sie im Sommer kaum mit Schlafproblemen zu kämpfen haben. Doch solche Klimageräte kosten jede Menge Strom und treiben die nächste Stromrechnung enorm in die Höhe. Besser also nur kurz vor dem Schlafengehen einschalten. Gleiches gilt übrigens auch für **Ventilatoren**. Hier kommt oft noch ein Geräuschpegel hinzu, der die Schlafqualität leiden lassen kann.

Vorsicht auch bei **Wasserbetten**. Lassen Sie die Heizung auch im Sommer stets laufen, ansonsten droht massive Auskühlung bis hin zu Nierenproblemen. Mit Problemen entgegengesetzter Art haben hingegen Raucher zu kämpfen. Das Nikotin in den Zigaretten verengt die Blutgefäße des Körpers und Hitze kann nur unzureichend abgegeben werden. Es kommt zum Hitzestau.

1.5.3 Jetlag

Bei Langstreckenflügen in eine andere Zeitzone mit mehreren Stunden Differenz zum Heimatort, empfiehlt Madame Missou ein paar einfache Tricks, um sich auf die neue Uhrzeit einzustellen. Das Vermeiden eines Jetlags beginnt bereits zu Hause und ein paar Tage oder eine Woche vor Reiseantritt. Fliegen Sie beispielsweise in den asiatischen Raum, sollten Sie zu Hause langsam aber sicher immer ein wenig früher ins Bett gehen, da die Zeit an ihrem Zielort bereits weiter fortgeschritten ist. Liegt Ihr Ziel jedoch in westlicher Richtung, dann gehen sie getrost später als gewohnt zu Bett, da die Zeit am Urlaubsziel einige Stunden hinterherhinkt. Und spätestens, wenn Sie schließlich ins Flugzeug einsteigen, stellen Sie Ihre Uhr bereits auf die Zeit am Zielort um. So haben Sie den ganzen Flug über genügend Zeit, sich mit der anderen Zeitzone vertraut zu machen.

1.5.4 Schnarchen

Viele Menschen schnarchen, wenn auch nur gelegentlich. Die Ursachen hierfür sind vielfältig. Übergewicht kann ein wichtiger Faktor sein, aber auch die Beschaffenheit der Atemwege. Eine ungerade Nasenscheidewand kann nämlich das Atmen behindern und besonders nachts zum Schnarchen führen. Auch Alkoholkonsum begünstigt die nächtliche Sägerei, weil der Zungengrund erschlafft und ebenfalls die Atemwege blockiert. Zudem schnarchen einige nur in bestimmten Schlafpositionen, bevorzugt, wenn sie auf dem Rücken liegen.

Doch nicht nur der Betroffene selbst leidet. Auch der Partner macht mitunter kein Auge zu und schlägt sich die Nacht um die Ohren. Einige ergreifen sogar die Flucht und nächtigen lieber auf dem Sofa oder haben gleich ein eigenes Schlafzimmer.

Was also tun, um Schnarchen zu verhindern? Nun, bei Übergewicht und Alkohol liegt die Antwort auf der Hand. Abnehmen und weniger trinken kann hier wahre Wunder bewirken. Aber auch sonst stehen weitere Mittel zur Verfügung. Es gibt mittlerweile spezielle **Mundschienen**, die dem Betroffenen genauestens angepasst werden. Diese Schiene sorgt dafür, dass der Unterkiefer nach vorne gezogen wird und die Atemwege frei bleiben. Auch eine Operation kann helfen. Die **Begradigung der Nasenscheidewand** ist heutzutage ein Routineeingriff und bedarf nur eines kurzen stationären Aufenthalts. Nicht nur das Schnarchen wird dadurch gelindert oder im besten Falle völlig beseitigt. Sie werden sich auch sonst wie neu geboren fühlen und endlich frei atmen können. Auch das Gaumensegel kann operativ gestrafft werden und so Linderung verschaffen. Die Entfernung von Mandeln und Polypen wäre auch denkbar.

Ohne Operation geht es aber auch. Spezielle **Nasenpflaster oder Nasenklemmen** beispielsweise sorgen für einen guten Luftstrom und damit für eine bessere Atmung. Damit der Mund auch während des Schlafens geschlossen bleibt und es erst gar nicht zum Schnarchen kommen kann, helfen **Kinnbänder** aus dem Sanitärshop. Der Patient atmet somit durch die Nase und das Risiko fürs Schnarchen wird minimiert.

Als altes Hausrezept gilt außerdem noch der **Tennisball** im Rücken. Dazu wird ein Tennisball im Schlafanzugsoberteil eingenäht. Dadurch wird verhindert, dass der Betroffene auf dem Rücken schläft, weil es einfach zu unbequem und unangenehm ist. Auch die leichte Hochlage von Kopf und Oberkörper kann gute Dienste leisten.

Mehr zum Thema Schnarchen finden Sie im zweiten Kapitel.

1.5.5 Schlafapnoe

„Schlafapnoe" werden nächtliche Atemaussetzer genannt, die im Extremfall bis zu einer Minute anhalten können. Die betroffene Person wacht nachts dadurch mehrfach auf, ohne dies jedoch wirklich wahrzunehmen. Die Folge sind Müdigkeit und Abgeschlagenheit am nächsten Tag, oft auch Bluthochdruck, sowie verringerte Konzentration und Leistungsfähigkeit. Auch Depressionen und Herz-Rhythmusstörungen können als Begleiterscheinung auftreten.

Als Therapie werden zunächst ähnliche Behandlungsmethoden wie beim Schnarchen in Betracht gezogen. Gewichtsverlust, Gaumensegelstraffung, operative Entfernung von weichem Gewebe im Rachen, der Polypen oder eine Begradigung der Nasenscheidewand etc. Medikamente gibt es ebenfalls für leichte Fälle von Schlafapnoe. Egal, welche Therapie angestrebt wird, bei nächtlichen Atempausen ist der Gang in ein

Schlaflabor dringend angeraten und kann bei Nichtbehandlung zu anderen chronischen Krankheiten führen.

Bei sehr ausgeprägten Fällen gibt es spezielle Schlafmasken, die dem Patienten individuell angepasst werden und er wird im richtigen Umgang damit eingehend geschult. Die Schlafmaske sorgt dafür, dass Rachengewebe beim Schlafen nicht kollabieren kann, indem ein anhaltender Überdruck erzeugt wird. Das alles geschieht keinesfalls mit reinem Sauerstoff, sondern ganz normale Raumluft ist völlig ausreichend.

1.5.6 Schlafwandeln

Viele kennen das Phänomen des Schlafwandelns aus Filmen. Hier steigt die Person aus dem Bett, tut einige merkwürdige oder auch lustige Dinge und legt sich anschließend wieder schlafen. Am nächsten Morgen kann sie sich an nichts Ungewöhnliches erinnern.

Nun, so lustig wie es oft dargestellt wird ist Schlafwandeln nicht und es gibt auch nicht so etwas wie traumwandlerische Sicherheit. Fakt ist, Schlafwandeln ist gefährlich und dem Phänomen können ernsthafte Erkrankungen zugrunde liegen.

Zum einen ist das Alter der Person entscheidend. Kinder beispielsweise Schlafwandeln sehr oft. Bis zu einem Alter von etwa 25 Jahren erledigt sich dieses Problem jedoch meistens von selbst. Tritt diese Schlafstörung jedoch zum ersten Mal im Erwachsenenalter auf, ist Vorsicht geboten.

Normalerweise ist die Skelettmuskulatur erschlafft, wenn wir schlafen. Dies gilt besonders für die Tiefschlafphasen. Beim Schlafwandeln werden aber plötzlich motorische Bereiche im Gehirn aktiviert und es kommt zu Bewegungen. Da der Betroffene allerdings davon nichts mitbekommt und einfach herumläuft, hat er auch keine Angst. Es soll Menschen geben, die schlafend Essen kochen, einfach umherlaufen oder sogar Auto fahren. Wie gefährlich das ist, braucht hier nicht extra erwähnt werden.

Schlafwandeln kann unterschiedliche Ursachen haben. Schichtarbeit und unzureichend Schlaf und Erholung sind mögliche Gründe. Stress, aber auch Medikamente oder ein Hirntumor können ebenfalls dahinter stecken. Auf jeden Fall ist der Gang zum Spezialisten und in ein Schlaflabor dringend angeraten, wenn sie über 25 sind und vorher noch nie unter einer solchen Schlafstörung gelitten haben.

Ratsam ist es auch, Fenster zu schließen und auch Balkontüren oder Haustüren zu sichern. Damit der Ausflug wenigstens innerhalb der eigenen vier Wände bleibt und Sie Ihre Mitmenschen nicht gefährden.

Nicht ratsam ist es hingegen, einen Schlafwandler gewaltsam aufzuwecken. Sprechen Sie ihm oder ihr besser ruhig und gelassen zu und begleiten Sie die Person zurück ins Bett. Zerren oder Schubsen sind nicht angebracht.

1.5.7 Schichtarbeit

Der Mensch besitzt einen natürlichen Schlaf-Wach-Rhythmus, welcher durch Schichtarbeit empfindlich gestört werden kann. Besonders Nachtschichten können zu einer wirklichen Herausforderung werden. Meist gelangt die arbeitende Person irgendwann an einen toten Punkt. Oft fällt dieser in den Zeitraum zwischen 2 und 4 Uhr morgens. Die Leistungsfähigkeit nimmt rapide ab, ebenso wie die Konzentration. Es kann vermehrt zu Arbeitsunfällen kommen. Wer jedoch regelmäßig nachts zu festen Zeiten arbeitet, kommt damit erstaunlicherweise besser zurecht, als Personen, die im Wechseldienst arbeiten. Insbesondere, wenn der Schichtplan keinem regelmäßigen

Muster folgt, sondern flexibel eingeteilt wird. Hier hat die betreffende Person gar keine Chance, ein wenig die innere Uhr auszutricksen. Besser sieht es da aus, wenn der Dienstplan einen bestimmten Rhythmus hat. Am besten geeignet ist dabei die Abfolge: Frühschicht, Spätschicht, Nachtschicht. So besteht die Chance, sich durch angepasste Schlafenszeiten ein wenig an die kommenden Dienste anzupassen. Beispielsweise, indem man sich immer ein wenig später schlafen legt.

Wenn Sie das Glück haben nur in einer bestimmten Schicht zu arbeiten, gehen Sie am besten auch an freien Tagen so schlafen, wie Sie es während den Dienstzeiten tun. Auch wenn es mitunter schwerfällt, da man ja mal endlich nachts oder zu sonst halbwegs normalen Zeiten schlafen kann. Aber Sie tun sich damit keinen Gefallen.

Menschen, die überwiegend in der Nachtschicht Dienst schieben, wird hingegen empfohlen sehr helles Licht am Arbeitsplatz eingeschaltet zu haben. Dies signalisiert dem Körper, dass es Tag ist und hilft über den toten Punkt hinweg. Wenn Sie hingegen morgens nach Hause fahren, meiden Sie grelles Licht. Tragen Sie eine Sonnenbrille und schalten Sie zu Hause nur schummriges Licht ein, wenn Sie anschließend direkt ins Bett gehen möchten. Dunkeln sie Ihr Schlafzimmer ausreichend ab und tragen Sie eine Schlafbrille und/oder Ohrstöpsel um unliebsame Geräusche und Licht auszusperren.

Unmengen an Kaffee sollten Sie auch während Ihrer Schichten vermeiden, ebenso wie kleine Nickerchen zu Hause. Besser wach bleiben und dann richtig schlafen gehen.

1.5.8 Lange Partynächte

Silvester, Geburtstag oder einfach nur Party. Wenn wir eine Nacht durchtanzen oder bis in die Puppen aufbleiben, finden wir oftmals anschließend gar keinen Schlaf, wenn der kritische Punkt erst mal überschritten wurde. Wenn uns dann schließlich doch die Müdigkeit übermannt, ist man nach ein paar mickrigen Stunden bereits wieder wach und wie gerädert.

Was also tun, wenn lange Partynächte anstehen oder ins neue Jahr gefeiert wird? Kann man Schlaf denn nachholen? Dies geht nur bedingt. Natürlich kann man am nächsten Tag (sofern es die Arbeitszeiten denn zulassen) einfach ein wenig länger liegen bleiben und weiterschlummern. Hier besteht jedoch die Gefahr, dass am Folgeabend die Müdigkeit verspätet einsetzt und es wiederum zu Einschlafproblemen kommen kann. Wahrscheinlicher und besser ist das Nachholen des Schlafdefizits in der Folgenacht.

Auch Vorschlafen funktioniert nicht wirklich. Wenn Sie extra früh ins Bett gehen, damit Sie einige Stunden mehr auf Ihrem Schlafkonto haben, ist das keine Garantie, dass Sie auf der Party länger durchhalten. Womöglich wachen Sie auch einfach dementsprechend früher auf.

Wer glaubt er kann durch Alkohol bestimmt gut schlafen, täuscht sich auch hier. Zwar machen Bier, Wein und Co. müde, doch stört der Alkoholabbau im Körper einen gesunden und erholsamen Schlaf.

1.5.9 Lange Wachphasen

Wenn Sie sehr häufig des Nachts aufwachen und länger als 30 Minuten wach bleiben, dann stehen Sie auf! Gehen Sie in die Küche und trinken Sie ein wenig Wasser. Setzen Sie sich auf die Couch und blättern in einem Buch. Das können Sie natürlich auch im Bett machen, wenn Sie mögen. Aber wälzen Sie sich nicht verärgert im Dunkeln hin und her. Wenn Sie möchten, können Sie auch etwas Produktives machen, wie schon bei den

Einschlafproblemen angesprochen wurde. Wichtig ist nur, dass Sie kein grelles Licht einschalten. Nutzen Sie die Zeit des Wachliegens oder reden Sie sich selbst gut zu, dass Sie sicherlich bald wieder müde sind und einschlafen werden. Auch hier leistet die Visualisierung gute Dienste. Sie können die Zeit auch nutzen und sich schöne Dinge ausmalen. So kommen erst gar keine ärgerlichen Gedanken auf oder Sie geraten nicht so leicht ins Grübeln. Malen Sie sich gedanklich aus, was Sie schon immer wollten. Wie sieht Ihr Traumhaus aus? Was würden Sie machen, wenn Sie plötzlich eine Million auf Ihrem Konto hätten?

1.6 Ein paar Tipps zum Schluss

1.6.1 Der Schlafplatz ist entscheidend

Die Schlafstätte sollte nicht nur frei von Zugluft sein und in einem angenehmen, möglichst bestmöglich abgedunkelten Raum stehen, sondern andere Faktoren sind ebenso bedeutend. Elektrosmog verursacht durch Computer, Fernseher und Co. sollte nach Möglichkeit ganz vermieden und aus dem Schlafzimmer verbannt werden.

Auch unterirdische Wasseradern und Erdstrahlen können unseren Schlaf empfindlich stören. Wenn trotz Besuchen beim Arzt und Spezialisten keine genaue Ursache für eine Schlafstörung gefunden werden kann, empfiehlt sich eine geobiologische Untersuchung des Schlafplatzes bei Ihnen zu Hause.

1.6.2 Führen Sie ein Schlaftagebuch

Nicht nur Ihnen persönlich, auch Ihrem behandelnden Arzt kann ein Schlaftagebuch gute Dienste leisten und Aufschluss geben über mögliche Ursachen für eine Schlafstörung.

Notieren Sie dort alles, was in irgendeiner Weise mit Ihrem Schlaf zusammenhängt. Schreiben Sie auf, wann und was Sie gegessen haben vor dem Zubettgehen, welche Aktivitäten Sie noch unternahmen (Fernsehen, Arbeiten, mit dem Hund Gassi gehen etc.), um welche Uhrzeit Sie das Licht ausgeschaltet haben, wann Sie nachts wach geworden sind, wann Sie am Morgen aufstanden, und, und, und. Einfach alles! Auch wenn Ihr Partner Schnarchen, Atemaussetzer, Schlafwandeln oder andere nächtliche Aktivitäten entdeckt, sollte dies notiert werden.

Am besten Sie schreiben immer abends und am folgenden Morgen in Ihr Tagebuch. Bewerten Sie die Erholsamkeit des

Schlafes und notieren Sie, ob der Tag für Sie eher anstrengend war, Sie sich müde gefühlt haben oder vielleicht sogar fit.

Dies kann einen ersten Aufschluss geben über Ihren Schlafrhythmus, die Art der Schlafstörung usw.

1.6.3 Mittelchen aus der Natur oder Chemiekeule?

Schlaftabletten haben oft eine Vielzahl von risikobehafteten Nebenwirkungen und können sogar abhängig machen. Dabei bekämpfen die Pillen nicht die Ursachen von Schlafproblemen, sondern lindern nur die Symptome. Wirklich erholsam ist der Schlaf unter Einwirkung von Schlaftabletten dadurch nicht. Es kommt nämlich zu keinerlei Tiefschlafphasen. Für den Dauereinsatz sind solche Präparate demnach nicht geeignet.

Besser Sie greifen auf natürliche Einschlafhilfen zurück. **Hopfen und Melisse** leisten hier hervorragende Dienste, ebenso wie **Baldrian und Lavendel**. Kleine mit **Potpourri** gefüllte Kissen oder Öle können beruhigend wirken und uns leichter einschlafen lassen. Auch Kapseln und Pillen aus pflanzlichen Stoffen sind meist gut verträglich und besitzen wenige bis gar keine Nebenwirkungen. Sprechen Sie mit Ihrem Apotheker und lassen Sie sich ausgiebig beraten.

Auch bestimmten Lebensmitteln sagt man nach, dass sie Schlaf fördernd wirken. **Weintrauben** unterstützen die Ausschüttung von Melatonin, ein Hormon, das uns schläfrig werden lässt. Auch Lebensmittel, die viel **Vitamin B6** enthalten sind bestens als Snack vor dem Zubettgehen geeignet. Greifen Sie deshalb gerne zu bei **Bananen** und auch **Nüssen**.

1.6.4 Lassen Sie sich auf Allergien testen

Madame Missou weiß aus eigener Erfahrung, dass auch Allergien für Schlafprobleme verantwortlich sein können.

Insbesondere, wenn Sie unter einer Haustaubmilbenallergie leiden. Die Atemwege sind gereizt, die Atmung beeinträchtigt und der Schlaf wird somit schlechter. Lassen Sie sich bei einem Hautarzt auf Allergien testen oder waschen Sie Ihre Bettwäsche in kurzen regelmäßigen Abständen.

Auch Lebensmittelallergien und -unverträglichkeiten können die Ursache für schlaflose Nächte sein.

1.6.5 Schöne Abend- oder Einschlafrituale

Es wurde vorher ja schon angesprochen, dass vieles reine Gewohnheit ist und man den Körper auch ein bisschen darauf polen kann, wann es Zeit ist, ins Bett zu gehen. Je routinierter Sie Ihren Abend gestalten, um so eher wird es Ihnen gelingen.

Sie müssen dazu nicht schon Stunden vorher beginnen. Eine halbe Stunde bis Stunde vor dem Schlafen legen reicht vollkommen aus.

Folgende Beispiele wären als Rituale denkbar:

- Der letzte Gang des Tages führt noch einmal ins Badezimmer. Dort putzen Sie sich die Zähne, schminken sich ab und suchen noch einmal die Toilette auf. Danach geht es ohne Umschweife ab ins Bett.

- Im Schlafzimmer suchen Sie noch das Outfit für den kommenden Tag aus und legen es ordentlich zurecht, bevor Sie sich schlafen legen.

- Schalten Sie alle Lampen im Schlafzimmer aus, bis auf die Nachttischlampe. So können Sie noch ein wenig lesen, bevor sie das Licht ganz löschen.

- Atemübungen und autogenes Training einige Zeit vor dem Schlafengehen.

- Schreiben Sie Ihr Highlight des Tages auf. Legen Sie dazu ein kleines Notizbüchlein zurecht, in dem Sie schöne Dinge notieren, die Ihnen am heutigen Tag widerfahren sind. So legen Sie sich mit positiven Gedanken schlafen und das Risiko für unangenehmes Kopfkino wird minimiert.

- Andersherum können Sie auch Dinge notieren, die Sie unbedingt noch erledigt wollen oder müssen. So haben Sie direkt einen Plan für den kommenden Tag, nichts wird vergessen und Sie können besser abschalten.

1.7 Schlusswort – das Märchen vom Vollmond

Wie Sie sehen, können Sie selbst einiges tun, um Ihre Schlafqualität zu verbessern. Nicht immer ist ein Gang zum Experten oder ins Schlaflabor zwingend von Nöten. Oftmals muss man sich auch langsam herantasten und mögliche Ursachen für eine Schlafstörung nach dem Ausschlussprinzip erforschen.

Eine gemütliche Schlafatmosphäre, routinierte Schlafhygiene und gesunde Atemwege sind die besten Voraussetzungen für erholsamen Schlaf. Bei lang anhaltenden Störungen sollten Sie sich jedoch nie scheuen, einen Arzt aufzusuchen. Es könnten körperliche Ursachen dahinterstecken und die sind, einmal entdeckt, auch behandelbar.

Und falls Sie auch zu den vielen Menschen auf dieser Welt gehören, die glauben bei Vollmond schlechter zu schlafen, so kann Madame Missou Sie beruhigen. Keine Mondphase hat irgendeine nachweisbare Auswirkung auf die Schlafqualität. In Versuchen hat sich herausgestellt, dass Probanden, denen erzählt wurde, es war in einer bestimmten Nacht Vollmond, oftmals angaben genau in jener Nacht unzureichend und schlecht geschlafen zu haben. War hingegen tatsächlich Vollmond und die Versuchsteilnehmer wurden darüber nicht informiert, hatte dies auch keinerlei Auswirkungen auf die Erholsamkeit des Schlafes.

2. Schnarchen

2.1 Einleitung – Die Schattenseite der Zweisamkeit

Wer sich mit seinem Partner das Bett teilt, weiß die schönen Seiten der gemeinsamen Nächte zu schätzen: Sei es die nächtliche Umarmung, das morgendliche Aufwachen oder die spontane Leidenschaft zu später Stunde, die uns hin und wieder ereilt – innige Liebe zeigt sich in der Sehnsucht, gemeinsam zu schlafen. Jedoch zeigt sich Liebe auch darin, die Macken des anderen zu akzeptieren – aber was tun, wenn diese Macke aus permanentem, ohrenbetäubendem Schnarchen besteht? Schnell ist es vorbei mit der Gemütlichkeit und Geborgenheit in der Nacht, wenn sich der oder die Liebste bei Mondschein in ein Sägewerk auf Hochbetrieb verwandelt. Romantik hin oder her: Wer sich mit einem Schnarcher das Bett teilt, flüchtet früher oder später auch mal für eine Nacht auf das Sofa.

Dabei ist Schnarchen keineswegs ein typisches Männerphänomen, wie allgemeinhin angenommen wird. Männer schnarchen statistisch gesehen zwar häufiger als Frauen, doch insbesondere Frauen über 40 Jahren leiden auch zunehmend darunter. Gründe dafür sind der natürliche Alterungsprozess des Körpers, aber auch Umstellungen im Hormonhaushalt des Körpers - die Ursachen für das Schnarchen sind sehr vielfältig.

Das Nervenzerreibende daran ist, dass der Schnarcher von seinem Talent meistens nichts weiß. Spricht man ihm am nächsten Morgen auf sein nächtliches Konzert an, spielt er es gerne herunter und erkennt das Ausmaß seiner Lautstärke nicht an. Doch manche Schnarcher leiden auch selbst unter ihrer Gewohnheit: Vom eigenen Schnarchen regelmäßig geweckt zu werden, raubt ebenso den Schlaf wie ein schnarchender Partner. Für alle Schnarch-Opfer – ob Sie selbst am „sägen" sind oder ihr

Liebster – hat Madame Missou deshalb die hilfreichsten Erklärungen und Ratschläge zusammen getragen, um dem Schnarchen ein Ende zu bereiten. Wie Sie sehen werden, muss es nicht immer ein großer operativer Eingriff sein, denn manchmal helfen kleine Mittelchen und Umstellungen in der Lebensweise, um für nächtliche Ruhe zu sorgen.

2.2 Ursachen und begünstigende Faktoren

2.2.1 Der Übeltäter: das Gaumen-Segel

Wir können - im wahrsten Sinne des Wortes - von Glück „reden", dass unsere Muskulatur im Gaumen und im Rachen besonders weich ist, denn erst dadurch war die ausdifferenzierte Entwicklung unserer Sprache möglich. Doch liegt auch hier die Ursache für das ungeliebte Schnarchen in der Nacht: Ist die Muskulatur im Halsbereich zu weich, beginnt das sogenannte Gaumensegel in der Atemluft zu flattern und es entstehen die typischen Schnarch-Geräusche. In der früheren Menschheitsgeschichte waren die Artgenossen, die in der Nacht laut schnarchten, den anderen deutlich überlegen: Durch ihre Lautstärke und die aggressiv klingenden Töne haben sie Raubtiere ferngehalten. Doch dieser Sinn des Schnarchens kann uns heute nicht mehr trösten - vor allem wenn das Schnarchen kein Raubtier, sondern die eigene Frau vom Bett fernhält. Ein gelegentliches, leises Schnarchen – auch habituelles Schnarchen genannt – kommt bei dem Großteil der Menschen vor und erreicht nur eine Lautstärke von etwa 20 Dezibel, so laut wie das dezente Surren einer angeschalteten Heizung. Mit dieser habituellen Form des Schnarchens können wir alle gut leben. Eine wahre Qual dagegen ist das obstruktive Schnarchen: 30 % der Erwachsenen leiden darunter und sägen fast jede Nacht mit einer deutlich erhöhten Lautstärke bis zu 50 Dezibel. Der Weltrekord im lauten Schnarchen liegt sogar bei über 90 Dezibel – vergleichbar mit einem Presslufthammer. Besonders Männer über 50 Jahren neigen zum obstruktiven Schnarchen, hier sind 80 % davon betroffen. Diese Entwicklung ist darauf zurückzuführen, dass das Gewebe im Rachen mit zunehmendem Alter schlaffer wird und auch das Fehlen von weiblichen Hormonen das Schnarchen begünstigt. Wenn Gaumen und

Zäpfchen durch die körperliche Entspannung in der Nacht zu flattern beginnen und das Schnarch-Konzert regelmäßig seinen Lauf nimmt, leidet die Lebensqualität darunter: Selbst wenn der Schnarcher selbst durch sein Schnarchen nicht bewusst wach wird, ist er am nächsten Morgen unausgeruht und leicht reizbar. Sein Bewusstsein bleibt während der Nacht womöglich im Schlaf, jedoch wird der Körper immer wieder von Atemblockaden aufgeweckt – eine wahre Tortur. Dabei gibt es mehrere Ursachen und Faktoren, die das Schnarchen begünstigen.

2.2.2 Alkohol, Nikotin und Medikamente

Häufige Ursachen, auch für habituelles Schnarchen, sind in unseren Konsumgewohnheiten zu finden. Mancher Schnarcher kann bereits durch wenige Umstellungen in seiner Lebensweise dazu beitragen, das Schnarchen deutlich zu verringern. Besonders begünstigend auf das Schnarchen wirkt sich dabei der Konsum von Alkohol aus: Während sich die Gaumenmuskulatur im Schlaf ohnehin entspannt, erschlafft sie nach einigen Gläsern Wein noch mehr und das Gaumensegel beginnt zu flattern. Deshalb sollte etwa zwei Stunden vor dem Schlafengehen kein Alkohol mehr zu sich genommen werden.

Wer außerdem gelegentlich zur Zigarette greift, kann auch dadurch sein Schnarchen verschlimmern: Durch den Rauch werden die Atemwege gereizt und es kommt zu einem ausgetrockneten oder angeschwollenen Rachenbereich. Die letzte Zigarette am Tag sollten Sie daher ebenfalls einige Stunden vor der Nachtruhe konsumieren.

Schließlich begünstigen auch Medikamente das Gaumenflattern: Durch Schlafmittel entspannt die Muskulatur stärker als üblich, weshalb Sie möglichst auf sanfte, homöopathische Mittel zurück greifen sollten. Insbesondere ältere Schnarcher neigen nach der Einnahme von Schlafmitteln verstärkt zum „Sägen". Auch bei Beruhigungsmitteln und Psychopharmaka ist Vorsicht geboten, denn sie wirken sich ebenfalls auf die Gaumenmuskulatur aus.

Schließlich darf auch der Nahrungskonsum an dieser Stelle nicht unerwähnt bleiben: Durch starkes Übergewicht werden die Atemwege zusätzlich belastet und in ihrem Volumen verkleinert, weshalb füllige Menschen allein durch ihr Körpergewicht häufiger zu Schnarchern werden.

2.2.3 Körperliches: Nase, Mandeln und Hormone

Leider genügt es meistens nicht, den Konsum von Alkohol, Zigaretten und Schlafmitteln zu reduzieren, um sich des Nachts vor Schnarchanfällen zu schützen. Bei vielen Schnarchern sind körperliche Ursachen die Übeltäter. Zum Einen kann es durch eine Krümmung der Nasenscheidewand zu blockierten Atemwegen kommen – eine genetische Veranlagung, die das Schnarchen garantiert. Auch große Polypen oder eine Fehlstellung von Ober- und Unterkiefer verursachen Schnarchen, und ebenso sind hierbei die Gene verantwortlich. Wer im Frühjahr unter Heuschnupfen leidet oder von anderen Allergien geplagt ist, kann auch dort seine persönlichen Ursachen für das Schnarchen finden: Durch allergische Reaktionen schwellen die Schleimhäute an, weshalb die Atemluft schlechter zirkulieren kann. Der Körper holt sich seinen Sauerstoff mit Gewalt – und bringt dabei das Gaumensegel zum Beben. Möglicherweise leiden Sie auch häufiger an Mandelentzündungen? Wer auch im gesunden Zustand besonders große Mandeln hat oder gerade an einer handfesten Mandelentzündung erkrankt ist, erfährt in der Nacht die gleiche Wirkung wie ein Allergiker.

Doch nicht nur Nase, Polypen, Schleimhäute und Mandeln sind körperlicher Verursacher des Schnarchens, auch Hormone können ihren Teil dazu beitragen. Das weibliche Hormon Progesteron stimuliert den Atem und verhindert ein zu starkes Erschlaffen der Muskeln im Atemwegsbereich – insbesondere bei Männern führt die geringe Konzentration an Progesteron deshalb zum Schnarchen. Doch auch Frauen in den Wechseljahren kämpfen nicht nur mit Hitzewallungen und Stimmungsschwankungen: Durch die Hormonumstellung werden auch sie in dieser Zeit häufiger zu Schnarcherinnen. Wenn Ihre Frau also nach Jahrzehnten der "ruhigen Ehe" plötzlich anfängt, zu schnarchen - seien Sie nicht überrascht, damit ist sie definitiv kein Einzelfall.

2.2.4 Achtung: Schlafapnoe

Ein Phänomen, das in Verbindung mit dem Schnarchen auftreten kann, ist ein zwingender Grund für den Gang zum Arzt: die Schlafapnoe. In besonders starken Fällen des Schnarchens zieht sich die Gaumenmuskulatur derart zu, dass die Atemwege für eine kurze Zeit völlig blockiert sind. Der Körper wird nicht mehr mit Sauerstoff versorgt und der Atem setzt aus. Instinktiv schnappt der Körper plötzlich nach Luft und es kommt zu abrupten, besonders starken Schnarchlauten. Manche Betroffene der Schlafapnoe verbringen mehrere Minuten ohne zu Atmen – eine besonders gefährliche Erscheinung. Zusätzlich ist diese Form des Schnarchens für den Schnarcher noch schlafraubender als das normale, obstruktive Schnarchen: Aufgrund des Weckreflexes des Körpers, durch den die Weiteratmung angestoßen wird, finden ständig Unterbrechungen im Schlafrhythmus statt. Betroffene fühlen sich deshalb fast jeden Morgen wie gerädert und sind weniger konzentrationsfähig und belastbar. Außerdem führt die Schlafapnoe zu einem stärkeren

Herzschlag, der Blutdruck steigt und das Risiko für Schlaganfälle und Herzinfarkte wird größer. Wenn Sie bei sich oder Ihrem Partner eine Schlafapnoe mit Atemaussetzern vermuten, lassen Sie sich in jedem Falle von einem HNO-Arzt untersuchen. Gegen die Schlafapnoe werden üblicherweise Atemgeräte verschrieben, die einen Überdruck erzeugen, sodass sich der Rachen nicht verschließen kann. Eine dringende Konsequenz der Schlafapnoe ist die Reduktion des Körpergewichts: Für übergewichtige Menschen sind die nächtlichen Atemaussetzer besonders riskant. Wer sein Körpergewicht reduziert, kann dadurch nicht nur das Schnarchen sondern besonders seine Schlafapnoe bekämpfen.

2.2.5 Ungefährliches und gefährliches Schnarchen

Durch eine kurze Selbsteinschätzung können Sie bereits erste Schlüsse ziehen, ob Ihr Schnarchen gefährlich ist und es einer differenzierten Untersuchung bei einem HNO-Arzt bedarf. Der folgende Fragenkatalog kann außerdem Ihrem Hausarzt helfen, eine Diagnose zu stellen und Sie gegebenenfalls an einen HNO-Spezialisten zu überweisen. Falls Sie mehrere Antworten positiv beantworten, ist die Wahrscheinlichkeit, dass bei Ihnen obstruktives Schnarchen oder sogar Schlafapnoe vorliegt, hoch:

- Beschwert sich Ihr Bettgefährte über Ihr Schnarchen?
- Schnarchen Sie jede Nacht, auch ohne vorher Alkohol getrunken zu haben?
- Wachen Sie nachts öfter auf und fühlen sich morgens müde?
- Fällt es Ihnen tagsüber schwer, sich zu konzentrieren?
- Haben Sie am Morgen Kopf- oder Halsschmerzen?
- Leiden Sie an Bluthochdruck, einer Herzerkrankung oder an Diabetes?
- Haben Sie Übergewicht?

- Hat Ihr Partner oder Ihre Partnerin schon einmal festgestellt, dass Sie nachts an Atemaussetzern leiden?

2.2.6 Ursachenabklärung beim Arzt

Auch wenn Sie bei sich keine Schlafapnoe vermuten, können Sie Ihr Schnarchen erst nach einer Anamnese beim Arzt am wirkungsvollsten angehen. Ihr Hausarzt oder ein HNO-Spezialist führt zuerst ein eingehendes Gespräch mit Ihnen, um erbliche Ursachen und Allergien ausschließen zu können. Auch eine Befragung des Partners ist zu empfehlen: Er kennt die Schnarchgewohnheiten meist besser, als der Schnarcher selbst – schließlich darf er jede Nacht das Konzert „genießen". Ein HNO-Spezialist verschreibt Ihnen möglicherweise eine Untersuchung zu Hause: Ein kleiner Computer kann so Ihre Atmung, Ihren Schnarch-Rhythmus und Ihre Sauerstoffversorgung aufzeichnen. In manchen Fällen, besonders wenn eine Schlafapnoe vermutet wird, kommt ein Besuch im Schlaflabor in Betracht: Dort wird Ihr Schlaf genau beobachtet und Ihr Schlafrhythmus aufgezeichnet, um die Ursache Ihres Schnarchens zu diagnostizieren. Sobald bei Ihnen ein starkes, obstruktives Schnarchen diagnostiziert wurde, stehen die Chancen gut, dass Ihre Krankenkasse mögliche Eingriffe übernimmt. Außerdem können Sie mit Ihrem Arzt mögliche andere Ursachen für Ihre Schlafstörungen besprechen, die über das Schnarchen hinausgehen.

2.3 Vierzehn Methoden für schnarchfreies Schlummern

2.3.1 Schlafposition ändern

Einfach, aber wirkungsvoll: Wer seinen Partner in der Nacht in die Seite knufft, weil dieser wieder einmal schnarcht, weiß es bereits – die Rückenlage macht alles nur noch schlimmer. Instinktiv drehen sich deshalb die meisten Schnarcher auf die Seite, sobald sie im Schlaf gestört werden. In der Rückenlage ist der Unterkiefer nicht gestützt und fällt deshalb herunter, weshalb das Atmen durch den Mund begünstigt wird. Dadurch sinkt das Kinn auf die Brust und der Luftzug wird erschwert – das Schnarchen ist vorprogrammiert. Generell sorgen Atemprobleme fast immer für das Schnarchen: Wenn Sie ein großes Kopfkissen benutzen, wird Ihr Hals abgeknickt und die Atemwege werden blockiert. Schlafen Sie deshalb vorzugsweise mit einem kleinen Kissen oder idealerweise in der Seitenlage. Für Seitenschläfer gibt es speziell angefertigte, große Körperkissen, die Sie unter Ihren Körper klemmen können – dadurch können sich auch Rückenschläfer umgewöhnen. Wer trotzdem auf dem Rücken schlafen möchte oder in der Nacht dazu neigt, sich unbewusst auf den Rücken zu drehen, sollte ein ergonomisches Nackenkissen verwenden: Dadurch werden Hals und Nacken gestreckt und die Atemwege bleiben frei. Für Mutige gibt es noch eine besondere Methode, sich das Rückenschlafen abzugewöhnen: Nähen Sie sich in Ihren Pyjama einen Tennisball auf dem Rücken ein – so bleiben Sie garantiert auf der Seite liegen!

2.3.2 Konsumgewohnheiten anpassen

Auch ein gesunder Lebensstil wirkt sich positiv auf die Gewohnheit zu schnarchen, aus. Wenn Sie genügend Flüssigkeit zu sich nehmen, also mindestens zwei Liter am Tag, trocknen Ihre Schleimhäute weniger aus und der Rachen bleibt feucht. Bakterien, die die Mandeln belasten und sie zum Anschwellen bringen können, werden dadurch außerdem weggespült. In den letzten Stunden vor dem Schlaf sollten Sie auf Alkohol und Zigaretten verzichten. Falls Sie an Übergewicht leiden, kann es helfen, ein paar Kilo abzuspecken: Je weniger Gewicht auf Ihre Atemorgane drückt, desto weniger ist auch der Rachenraum belastet. Nehmen Sie außerdem am Abend keine schweren Mahlzeiten zu sich, sondern konzentrieren Sie sich auf ballaststoffhaltige und fettarme Lebensmittel. Schlafmittel und Beruhigungsmittel sollten außerdem vermieden werden, um das Erschlaffen der Rachenmuskulatur zu verringern.

2.3.3 Schlafatmosphäre verbessern

Trockene Heizungsluft und überhitzte Räume wirken sich nicht nur allgemein negativ auf den Schlaf aus, sondern Fördern auch das Schnarchen. Lüften Sie daher vor dem zu Bett gehen den Schlafraum ausreichend. Idealerweise lassen Sie in den Sommermonaten ein Fenster die gesamte Nacht geöffnet. Um in der Winterzeit Heizenergie zu sparen, eignet sich insbesondere das Stoßlüften: Statt die Fenster über einen längeren Zeitraum nur zu kippen, sollten Sie sie am Abend für etwa zehn Minuten völlig öffnen. Dadurch wird die Luft im Raum komplett ausgetauscht und Ihr Körper wird während der Nacht mit ausreichend Sauerstoff versorgt.

Manche Schnarcher können Ihr Leiden auch dadurch lindern, dass Sie das Schlafzimmer mit einem Luftbefeuchter ausstatten. Die Atemluft wird dadurch verbessert und der Atemvorgang erleichtert. Eine gute Schlafhygiene fördert die Schlafqualität und kann die Beschwerden durch Schnarchen lindern, weshalb Sie auch folgende Hinweise beachten sollten:

- Vermeiden Sie sehr unregelmäßige Schlaf- und Aufstehzeiten. Dadurch kann sich Ihr Biorhythmus besser einpendeln und der Körper stellt sich zu den gleichen Zeiten auf den Schlaf ein.
- Nehmen Sie am Abend keine schweren Mahlzeiten ein wie fettiges Fleisch oder kohlenhydratreiche Nahrung. Sonst ist der Körper zu stark mit der Verdauung beschäftigt und Sie schlafen unruhiger.
- Bewegen Sie sich am Tag regelmäßig. Drei Mal sportliche Betätigung die Woche wirkt sich außerdem positiv auf Ihren Stresslevel aus und Sie können am Abend leichter entspannen.
- Schlafen Sie nicht während des Fernsehens ein. Am besten verbannen Sie das TV-Gerät vollständig aus dem Schlafzimmer - so widmen Sie sich nicht nur häufiger Ihrem Partner, sondern Ihr Bewusstsein wird auch nicht unnötig mit ablenkenden Reizen berieselt.
- Schlafen Sie weder in einem zu kalten noch zu warmem Raum. Ein gut gelüftetes Raumklima mit etwa 20 Grad Temperatur ist ideal.

2.3.4 Didgeridoo lernen

Was sich wie ein Scherz liest, ist mittlerweile durch medizinische Studien belegt: Wer Didgeridoo spielt, mindert sein Schnarchen. Durch die spezielle Atemtechnik, die Didgeridoo-Spieler anwenden, wird die Rachenmuskulatur genau an jenen Stellen trainiert, die für das Schnarchen verantwortlich sind. Für einige Ärzte gilt das Didgerdidoo-Spielen mittlerweile als Ersatz für die herkömmliche CPAP-Therapie, die das Tragen einer Atemmaske notwendig macht. Untersuchungen haben bestätigt, dass das Didgeridoo-Spielen die Symptome des Schnarchens und der Schlafapnoe um 40 %

verbessert. Schlafqualität und nächtliche Entspannung steigen dadurch deutlich. Was vorher zu schlaff und weich war und das Flattern des Gaumensegels verursacht hat, wird durch das Musizieren gestrafft. Auch andere Blasinstrumente wie die Trompete eignen sich, um die Rachenmuskeln zu stärken – in einigen Volkshochschulen werden sogar Atemübungen für starke Schnarcher angeboten!

2.3.5 Allergie-Test machen

Wenn Sie im Unklaren sind, ob Sie unter Allergien leiden, sollten Sie in jedem Falle einen Allergie-Test bei Ihrem Hausarzt machen. Eine häufige Ursache, durch die das Schnarchen entsteht, ist die Hausstaubmilbenallergie. Sollte diese bei Ihnen festgestellt werden, können Sie sich operative und anstrengende Methoden gegen das Schnarchen ersparen und sich auf Ihre Allergiebekämpfung konzentrieren. Leider ist die Beschreibung der Hausstaubmilbenallergie weniger appetitlich: Nicht die Milben selbst, die in Matratzen und Staub zu finden sind, lösen die allergische Reaktion aus, sondern ihr Kot. Sie ernähren sich von menschlichen Hautschuppen und sondern diese verdaut wieder ab. Dadurch gerät der menschliche Körper besonders in Nacht mit den Milben und ihren Ausscheidungen in Kontakt, weshalb am Morgen die Beschwerden am schlimmsten sind. Eine Hausstaubmilbenallergie erkennen sie an Symptomen, die dem herkömmlichen Heuschnupfen sehr ähneln: Ihre Nase ist häufig verstopft und läuft am Morgen, die Augen sind gerötet und tränen und Sie haben oft mit Husten, pfeifenden Atemgeräuschen oder erschwertem Atem zu tun. Es kann außerdem zu chronischen Beschwerden an der Nasenschleimhaut kommen sowie zu Niesanfällen. Durch die blockierte Atmung kommt es außerdem zum Schnarchen. Mit Hilfe folgender Tipps können Sie erste Schritte einleiten, wenn bei Ihnen eine Hausstaubmilbenallergie festgestellt wird, und dadurch Ihre Schlafqualität verbessern:

- Greifen Sie regelmäßig zum Staubsauger. Mit einem Besen wirbeln Sie den Staub nur unnötig auf - das Saugen ist daher mehr zu empfehlen. Lüften Sie während der Hausarbeit und benutzen Sie idealerweise einen allergiegeeigneten Staubsauger mit speziellem Filter.
- Halten Sie die Luftfeuchtigkeit durch häufiges Lüften niedrig
- Wechseln Sie häufiger Ihre Bettwäsche und benutzen Sie kochfeste Textilien, um die Milben abzutöten und den Kot vollständig entfernen zu können.
- Schütteln Sie Ihre Bettwäsche regelmäßig aus
- Steigen Sie auf allergiegeeignete Textilien wie Matratze, Decke und Kopfkissen um
- Entfernen Sie Plüschtiere und unnötige Polstermöbel aus Ihrem Schlafzimmer
- Benutzen Sie Niem-Spray aus der Apotheke: Alle paar Monate sprühen Sie damit Ihre Matratzen und Ihre Bettwäsche ein, um die Milben zu vernichten.
- Zum Schluss noch ein kleiner Geheimtipp von Madame Missou: Wenn Sie sich fragen, wie Sie Ihre Matratzen reinigen können (die Waschmaschine ist „etwas" zu klein und jährlich neue Matratzen kaufen geht zu sehr auf den Geldbeutel), dann gibt es eine einfache Lösung. Stellen Sie die guten Stücke einfach im Winter an einem frostigen, trockenen Tag für ein paar Stunden in die eisigen Minusgrade. Dabei sterben die meisten unwillkommenen Bewohner ab oder wandern rechtzeitig aus. Danach die Matratzen etwas ausklopfen und fertig.

2.3.6 Hormonmangel bekämpfen

Besonders für Frauen in der Phase der Wechseljahre kann diese Methode hilfreich sein, um nicht nur das Schnarchen, sondern auch andere Symptome des Progesteronmangels zu reduzieren. Doch auch bei Männern, insbesondere den stressgeplagten, sinkt der Progesteronspiegel im Körper und es kann eine Nebennierenschwäche vorliegen. Schlafstörungen, Schnarchen, Schwitzen, Vitalitätsmangel oder Herzrhythmusstörungen sind typische Symptome. Weibliche Patientinnen klagen zudem häufiger über Hitzewallungen, Stimmungsschwankungen, Haarausfall, Gewichtszunahme und erhöhte Müdigkeit. Mit einem Speicheltest aus Fachlaboren können Sie selbst Ihren Hormonhaushalt überprüfen und einen potentiellen Mangeln anschließen mit Ihrem Arzt absprechen. Doch auch ein Hausmittel kann gegen den Hormonmangel vorgehen: Der *Mönchspfeffer* als Heilpflanze fördert die Hormonregulation und gleicht den Haushalt aus.

2.3.7 RFITT-Verfahren anwenden

RFITT meint die schonende Radio-Frequenz-induzierte Thermo-Therapie. Dieses medizinische Verfahren ist bei vielen Schnarchpatienten beliebt, da es keiner Vollnarkose und keines Skalpells bedarf. In den letzten Jahren hat es sich zu einem primären Mittel gegen das Schnarchen entwickelt und trifft bei vielen HNO-Ärzten und Schnarchern auf zunehmende Beliebtheit. Bei diesem Verfahren erwärmt der HNO-Arzt mit Radiowellen Ihr Rachengewebe, sodass überschüssiges Gewebe abgebaut und das Gaumensegel gestrafft wird. Mit einem oder zwei Eingriffen ist Ihr Gewebe so straff, dass das Gaumensegel nicht mehr flattern kann. All dies wird unter lokaler Betäubung vorgenommen, sodass Sie weder eine Vollnarkose noch einen Krankenhausaufenthalt vor sich haben. Einige Patienten leiden nach der RFITT-Anwendung unter leichten Halsschmerzen, die jedoch meist nach einer Woche wieder abklingen.

2.3.8 Protrusionsschiene zulegen

Eine Protrusionsschiene ähnelt einer Zahnspange und wird vom Zahnarzt für Sie angefertigt. Besonders, wenn Kieferfehlstellungen das Schnarchen begünstigen oder Sie zur nächtlichen Rückenlage neigen, kann diese Methode Abhilfe schaffen. Indem der Unterkiefer nach vorne geschoben wird, kann er in der Nacht nicht nach unten sinken und es kommt zu keiner Mundatmung. Madame Missou warnt jedoch davor, eine Protrusionsschiene vorgefertigt im Internet zu bestellen, da Sie sonst eine Fehlstellung der Zähne riskieren. Günstige Schienen, die nicht auf Ihren Kiefer zugeschnitten sind, schaffen zudem meist keine Abhilfe gegen das Schnarchen. Sprechen Sie deshalb Ihre Möglichkeiten mit einem Zahnarzt ab: Bei einer Erstuntersuchung werden Abdrücke von Ihrem Gebiss genommen und Ihre Kieferbeweglichkeit gemessen. Nach etwa sechs bis acht Wochen ist Ihre Protrusionsschiene fertiggestellt und einsatzbereit. Für viele Patienten ist das nächtliche Tragen der Schiene am Anfang ungewohnt, jedoch vergeht das Gefühl des Fremdkörpers nach wenigen Wochen und macht Platz für die Erleichterung, endlich deutlich ruhiger schlafen zu können. Ein gutes Modell kostet dabei um die 1000 Euro - jedoch werden die Kosten bei starken Schnarchern meist von der Krankenkasse übernommen.

Ähnlich einfach in der Handhabung ist auch eine Gaumenspange: Sie wird an den individuellen Rachenraum angepasst und bekämpft Schnarchen und Atemstillstände. Am Abend wird Sie vom Patienten selbst eingesetzt und hat den Vorteil, dass mit ihr - im Gegensatz zur Protusionsschiene - Sprechen und Trinken nicht zu stark erschwert werden. Durch die Spange wird der Gaumen offen gehalten und stabilisiert, sodass sich die Rachenmuskeln nicht zusammenziehen können und das Gaumensegel nicht flattert.

2.3.9 Nasenklammern oder Nasenstrips anlegen

In der Nacht können Sie eine Nasenklammer oder Nasenstrips anlegen, die die Nase offen halten und dadurch die Mundatmung verhindern, die sonst das Schnarch verursachen würde. Diese Methode ist besonders einfach und kostengünstig und eignet sich daher speziell für Schnarcher, die den ersten Schritt gegen Ihr Leiden machen wollen. Bei vielen Schnarchern hilft es bereits, wenn die weichen Nasenflügel stabilisiert werden - speziell im höheren Alter. Hier leiden einige Menschen unter der altersbedingten Nasenverengung, die wiederum zum Schnarchen führt. Ebenso leicht und unkompliziert anzuwenden sind Nasensprays, die das Schnarchen verhindern sollen: Sie enthalten ätherische Öle wie Pfefferminze, die das Rachengewebe leicht betäuben. Auch für Allergiker bieten sich spezielle Nasensprays an, um die Atemwege offen zu halten. Nasenklammern, Nasenstrips und Nasensprays erhalten Sie in jeder Apotheke - aber Vorsicht bei regelmäßigem Benutzen herkömmlicher Sprays: Sie enthalten Stoffe, die zur Abhängigkeit führen können. Greifen Sie daher nur zu speziellen Schnarch-Sprays, statt jeden Abend auf ein herkömmliches Spray zurück zu greifen.

2.3.10 Mandeln operieren

Wer besonders große Mandeln hat und deshalb auch häufiger zu Mandelentzündungen neigt, kann durch eine Mandelentfernung sein Schnarchen abmildern. Insbesondere Patienten, die drei bis sechs Mal im Jahr die Qualen der Angina kennen, können durch die Mandelentfernung auch dem Schnarchen ein Ende bereiten.

Sind die Gaumenmandeln ständig angeschwollen und zu wahren Bakterienherden geworden, wird die Atmung blockiert und das freie nächtliche Schnaufen ist nicht mehr möglich. Mit einer Mandeloperation ist ein Krankenhausaufenthalt von fünf bis acht Tagen verbunden, während die Operation selbst nur etwa eine halbe Stunde dauert. Gefürchtete Nachblutungen treten nur bei ca. 5 % aller Patienten auf - sollten aber in jedem Falle ernst genommen werden. Falls Sie Schnarcher sind und zusätzlich vergrößerte, leicht entzündliche Schmerzen haben, sprechen Sie eine mögliche Operation mit Ihrem Arzt ab. Übrigens, falls Sie direkt nach der OP noch stärker schnarchen als vorher: Keine Sorge, dieser Effekt klingt nach wenigen Tagen ab und Sie werden die Ruhe der Nacht genießen können.

2.3.11 Nase und Polypen untersuchen

Möglicherweise wird Ihr Schnarchen durch eine krumme Nasenscheidewand oder große Polypen verursacht. Polypen sind Geschwülste in der Schleimhaut der Nasennebenhöhlen, die nur wenige Millimeter groß sind und bis in die Nasenhöhle wachsen. Dabei können Sie mit der Zeit - meist aufgrund anhaltender Nasennebenhöhlenentzündungen - deutlich wachsen und typische Symptome mit sich tragen: eine blockierte Nasenatmung, eine näselnde Aussprache, Entzündungen der Nasennebenhöhlen mit Kopfschmerzen und häufige Erkältungen sind Anzeichen von vergrößerten Polypen. Stellt der HNO-Arzt bei Ihnen vergrößerte Polypen fest, verschreibt er meist zuerst Medikamente wie Kortison, die die Nasenpolypen zum Schrumpfen bringen können. Als Nasenspray oder als Tablette wird diese Medikamententherapie mehrere Tage ausgetestet. Nur wenn diese nicht anschlägt, kann eine Operation der Polypen helfen: Besonders bei sehr großen Polypen ist dies meist der letzte Ausweg. Während kleinere Polypen unter örtlicher Betäubung entfernt werden können, bedürfen die größeren einer Vollnarkose. Durch die minimalinvasive Methode durch die Nase können die Polypen abgetragen und die Nasennebenhöhlen saniert werden. Wer vorher an Asthma bronchiale oder Schnarchen gelitten hat, kann durch eine solche Entfernung der Polypen deutliche Besserungen verspüren.

Wenn Sie nur schlecht durch die Nase atmen können, kann neben vergrößerten Polypen auch eine besonders krumme Nasenscheidewand der Grund dafür sein. Zwar haben 80 % aller Menschen eine krumme Nasenscheidewand, jedoch löst ihre starke Verbiegung nur bei einigen das Schnarchen aus. Da die Korrektur der Nasenscheidewand in Deutschland Jahre lang die erste operative Antwort auf obstruktives Schnarchen war, greifen viele Ärzte auch heute noch instinktiv auf diesen Eingriff als erste Reaktion zurück. Seien Sie deshalb skeptisch, wenn Ihr Arzt sofort zu einer Operation der Nasenscheidewand rät, ohne Sie differenziert untersucht zu haben. Vorher sollte er auf jeden Fall Ursachen wie Mandelentzündung, Allergien, Polypen oder ein sehr schlaffes Gaumensegel ausschließen. Eine Krümmung der Nasenscheidewand selbst wird durch eine eingehende Untersuchung der Nase festgestellt, um anschließend operativ die Knorpelstrukturen zu begradigen und zu stützen. Nach dem Eingriff wird die Nase geschient, um das Zusammenwachsen der Knorpel zu erleichtern. Nach etwa einer Woche sollten die Nachwirkungen der Operation vergangen sein und die Schienen können abgenommen werden.

2.3.12 Implantat einsetzen

Wenn der Arzt feststellt, dass Ihre Rachenmuskulatur besonders schlaff ist, können Sie sich ein Plastikstäbchen in Ihr Gaumensegel implantieren lassen. Es wird dadurch stabilisiert und flattert nicht mehr in der Atemluft. Das Einsetzen des

Polyäthylenstäbchens hat Vorteile gegenüber anderen Operationen: Es muss weder Gewebe entfernt werden noch kommt es zu Blutungen. Unter örtlicher Betäubung ist das Prozedere bereits nach 15 Minuten vorbei. Statt des Einsetzens eines Implantats können sie auch Ihr Gaumensegel verkleinern lassen, wodurch das Schnarchen reguliert wird. Medizinische Eingriffe, die das Schnarchen verhindern sollen, werden auch in einigen Fällen von den Krankenkassen getragen: Insbesondere bei besonders starkem obstruktivem Schnarchen oder bei Vorliegen einer Schlafapnoe haben Sie gute Chancen auf die Kostenübernahme.

2.3.13 CPAP-Gerät kaufen

Ein CPAP-Gerät ist insbesondere für Apnoe-Patienten der gängigste Weg, dem Leiden ein Ende zu setzen. CPAP steht für Continuous Airway Pressure und meint eine Beatmung durch Überdruck mit Hilfe einer speziellen Atemmaske. Durch das Beatmungsgerät wird in den Lungenbläschen Druck erzeugt, der das Atmen erleichtert und die Volumenleitfähigkeit der Atemwege erhöht. Die Maske kann dabei entweder nur die Nase oder Mund und Nase umschließen, um den Rachenraum zu stabilisieren. Daher lässt sich sagen, dass Apnoe-Patienten dadurch weniger beatmet werden, sondern die Maske eher als Schiene fungiert. Atemstillstände und Atemblockaden werden so verhindert und das Schnarchen unterdrückt. Bevor ein CPAP-Gerät eingesetzt wird, muss Ihre nächtliche Atmung durch einen Atemmonitor zu Hause überwacht werden oder Sie verbringen einige Nächte in einem Schlaflabor, um Ihre Schlafphasen aufzuzeichnen. Sobald bei Ihnen Apnoe diagnostiziert wird, liegt das Anpassen einer Atemmaske an Ihre Atemgewohnheiten nahe. Für viele Patienten ist das nächtliche Tragen zu Beginn sehr ungewohnt und kann den Schlaf vorerst stören - jedoch überwiegen die positiven Effekte, nicht mehr unter Atemaussetzern zu leiden und nicht mehr zu schnarchen, deutlich und es stellt sich schnell eine Gewöhnung ein, sodass der Schlaf auch mit der Atemmaske problemlos verläuft.

2.3.14 Zungenschrittmacher benutzen

Eine relativ neue Methode gegen das Schnarchen ist ein Zungenschrittmacher: Dieses kleine Gerät wird in der Nähe des Schlüsselbeins implantiert, um anschließend eine Elektrode bis zur Muskulatur der Zunge zu legen. Diese überwacht das Zwerchfell und den Brustkorb, um Veränderungen im Druck festzustellen. Während der Atmung sendet der Schrittmacher Signale an die Zungenmuskulatur, wodurch sich die Zunge nach vorne bewegt und die Atemwege nicht mehr blockiert werden. Der Zungenschrittmacher ist zwar neu, aber vielversprechend und kann womöglich vielen Schnarchern das Leben erleichtern.

2.4 Schlusswort – Schnarcher und Beschnarchte

Man muss sich fragen, wer unter dem Schnarchen mehr leidet: Der Schnarcher selbst oder der „Beschnarchte". Zwar erleben Schnarcher Ihre Angewohnheit nicht so bewusst wie der Bettgefährte, jedoch sind auch sie am Morgen häufig schlecht ausgeruht und gereizt. Wer dagegen mit dem Schnarcher das Bett teilt, kennt die üblichen Methoden, ihn vom Schnarchen abzuhalten: Ein Schubs in die Seite, das Zuhalten der Nase oder das genervte Brummen sollen ihn dazu bewegen, die Schlafposition zu ändern. Doch wie Sie gesehen haben, gibt es zahlreiche andere Mittel und Wege, dem Schnarchen ein Ende zu bereiten. Idealerweise lassen Sie deshalb von einem Arzt abklären, welche Ursache Ihr Schnarchen auslöst:

- Eine besonders schlaffe Gaumenmuskulatur
- Große Mandeln
- Große Polypen
- Allergien
- Hormonmangel
- Begünstigung durch Alkohol, Nikotin, Schlafmittel oder Übergewicht

Anschließend können Sie die passende Methode auswählen, um in Zukunft ruhige Nächte zu verbringen:

- Vermeiden Sie die Rückenlage durch spezielle Nackenkissen oder Schlaf-Rucksäcke
- Lüften Sie das Schlafzimmer am Abend und lassen Sie die Heizung während der Nacht ausgeschaltet
- Lassen Sie sich auf möglichen Hormonmangel oder potentielle Allergien untersuchen
- Reduzieren Sie Ihr Gewicht - Übergewicht ist einer der häufigsten Gründe für starkes Schnarchen

- Vermeiden Sie Alkohol- und Tabakkonsum, besonders am Abend
- Nehmen Sie am Abend keine schweren Mahlzeiten zu sich
- Testen Sie Nasensprays, Nasenklammern und Nasenstrips aus - doch Vorsicht: wer zu regelmäßig Nasensprays benutzt, kann davon abhängig werden.
- Lassen Sie sich von Ihrem Arzt helfen und Ihre Mandeln oder Polypen entfernen, wenden Sie die RFITT-Methode an, informieren Sie sich über ein CPAP-Gerät oder lassen Sie Ihr Gaumensegel verkleinern oder stabilisieren
- Nehmen Sie eine mögliche Schlafapnoe ernst - mit nächtlichen Atemaussetzern ist nicht zu spaßen!

Eine Ursache und eine Methode treffen sicherlich auch auf Sie zu – deshalb hofft Madame Missou, dass dieses Kapitel für Sie hilfreich war, um endlich wieder ausgeruht in den Tag zu starten!

3. Aufwachen

3.1 Einleitung - Von Nachteulen und Morgenmuffeln

"Piep-Piep-Piep" - bei diesem Geräusch am frühen Morgen rollen sich Ihnen die Zehennägel hoch und Sie möchten Ihren Wecker am liebsten gegen die Wand schmeißen? Sie betätigen die Weckwiederholung im 5-Minuten-Takt, wollen sich einfach noch mal kurz umdrehen, nur um dann doch ein weiteres Mal zu verschlafen? Und selbst wenn Sie bereits wach im Bett liegen, verweigern die Glieder ihren Dienst, sind schwer wie Blei und wollen das kuschelige Bett unter gar keinen Umständen verlassen?

Diese Zeiten sind ab jetzt vorbei. Madame Missou zeigt Ihnen verschiedene Auswege, wie Sie morgens leichter aus den Federn kommen und wie Sie sich selbst motivieren oder überlisten können. Denn Morgenmuffel oder Langschläfer sind oftmals keineswegs faul oder träge, allerdings passt ein normaler Arbeitsalltag von 8 bis 17 Uhr nicht in ihren Tagesrhythmus. Während Frühaufsteher abends keinen Antrieb mehr haben und zeitig ins Bett gehen, kommen Nachteulen erst so richtig in Fahrt, sind kreativ und voller Tatendrang. Wohingegen am Morgen nur drei Tassen starker Kaffee sie davon abhalten, zurück in den Schlaf zu sinken und sich wenigstens halbwegs auf die Arbeit zu konzentrieren. Wenn Sie dann noch sicherstellen, dass Sie nicht unter Schlafstörungen leiden, sondern einfach „nur" ein Morgenmuffel sind, dann kann es nun ja losgehen.

3.2 Zwanzig Tipps gegen die Morgenmuffeligkeit

3.2.1 - Die Macht der Gewohnheit

Der Mensch ist ein Gewohnheitstier, und wenn wir etwas über einen längeren Zeitraum erfolgreich praktizieren, geht es irgendwann in Fleisch und Blut über und wir können es sozusagen "im Schlaf". Damit Sie die Morgenmuffeligkeit erfolgreich ablegen können, ist es also nötig, eine gewisse Routine einzuführen.

Versuchen Sie eine Woche lang Folgendes:

Schließen Sie einen Pakt mit sich selbst. Wenn Sie es eine Woche durchhalten, direkt beim ersten Klingeln des Weckers aus den Federn zu springen, gibt es am Sonntag eine besondere Belohnung. Wie diese aussieht, bestimmen Sie natürlich selbst. Die schicken Schuhe aus dem Schaufenster, ein Kinobesuch, einen Tag ganz für Sie allein und ohne die Kinder oder die Aussicht auf Pizza oder eine Tafel Schokolade am Wochenende. Letzteres wirkt auch bei Madame Missou wahre Wunder und ist eine besonders gute Motivation, falls Sie gerade auf Diät sind. Natürlich wird diese kleine Sünde anschließend sofort wieder vergessen. Nicht, dass es heißt, Madame Missou durchkreuzt Ihre Abnehmpläne.

Wiederholen Sie dieses Prinzip aus "Eine Woche beim ersten Klingeln aufstehen = Belohnung am Wochenende" so viele Wochen wie nötig, bis es Ihnen irgendwann zur lieb gewordenen Routine wird.

Falls dieser Pakt nicht funktioniert, probieren Sie eine andere Variante. Auch hier gilt es, beim ersten Klingeln direkt aufzustehen und nicht pausenlos die Weckwiederholung zu betätigen. Allerdings wird dieses Mal das Aufstehen bewusst trainiert und Sie überlisten sich selbst.

Dieses spezielle Weck-Training funktioniert folgendermaßen:

Stellen Sie sich mehrmals am Tag den Wecker. Beispielsweise am Wochenende, wenn Sie viel Zeit haben. Der Alarm sollte bereits wenige Minuten später das erste Mal klingeln. Legen Sie sich während der Wartezeit auf die Couch oder ins Bett und versuchen Sie zu entspannen. Schließen Sie bitte auch die Augen. Sobald der Wecker nach kurzer Zeit klingelt, fackeln Sie nicht lange, sondern springen umgehend auf und schalten ihn aus. Da Sie nicht wirklich müde sind, dürfte dies ein leichtes Unterfangen sein. Das hoffe ich zumindest... Wiederholen Sie den Vorgang mehrmals täglich und über einen längeren Zeitraum hinweg, so konditionieren Sie sich mit dieser Methode. Das Ganze wird Ihnen in Fleisch und Blut übergehen und Sie werden auch morgens beim ersten schrillen "Ring-Ring" des Weckers ohne zu zögern aufstehen, und zwar ohne groß darüber nachzudenken. Auch wenn diese Methode zunächst seltsam klingt und Sie sich blöd vorkommen beim täglichen Training, ist es einen Versuch wert.

Scheitert dieser Versuch, gibt es noch einen kleinen Extra-Tipp für alle Morgenmuffel:

Kostet das Aufstehen wirklich zu große Überwindung am Morgen, versuchen Sie es mit einer abgeschwächten Version des Trainings. Anstatt sofort aufzuspringen, schlagen Sie beim ersten "Piep" des Weckers die Bettdecke zurück und decken sich komplett auf. Durch den Temperaturwechsel kommt der Kreislauf in Schwung und dies weckt die Lebensgeister. Besonders im Winter (bei geöffnetem Fester) ist dieses Verfahren ein guter Muntermacher und Sie hüpfen wenige Minuten später aus dem Bett. Widerstehen Sie allerdings der Versuchung, sich wieder kuschelig einzumummeln. Ein bisschen

Disziplin muss schon sein, sonst helfen die besten Madame Missou Tipps nicht.

3.2.2 - Die Weckwiederholung

Nichts ist so verlockend und gleichzeitig so niederträchtig wie die Weckwiederholung. Der Gedanke, sich noch für ein paar Minuten umzudrehen und weiter zu schlafen ist einfach verführerisch. Das Bett ist doch gerade so kuschelig und der Traum von eben war einfach herrlich. Und überhaupt: Es ist ja noch nicht mal hell draußen und auf ein ausgiebiges Frühstück können Sie auch gerne verzichten. Wenn Sie doch bloß nur für ein paar Minuten die Augen noch mal schließen dürfen. Nur für einen kurzen Augenblick.

Wenn es bei dem einmaligen Betätigen dieser sogenannten Snooze-Taste bleiben würde, spräche ja eigentlich nichts gegen diese Sonderfunktion fast jedes Weckers. Allerdings neigen Morgenmuffel häufig unter ein und demselben Problem. Ein unwiderstehlicher Drang verleitet Sie dazu, diese Taste immer und immer wieder zu drücken. Es sind ja nur 5 Minuten mehr, was sind schon lausige 5 Minuten? Doch daraus werden schnell 15, 20 oder 30 Minuten.

Sie haben gerade schuldbewusst die Lippen aufeinander gepresst? Aha, also geben Sie es ruhig zu. Insgeheim wissen Sie nämlich schon, dass Ihre Zeit im Bad vermutlich sehr hektisch verlaufen wird, Make-up und Frisur sehr simpel ausfallen werden und das Frühstück mit ziemlicher Sicherheit ganz ins Wasser fällt.

Und selbst, wenn Sie im Bett noch der Meinung sind, dass ein schlecht frisierter Wuschelkopf nicht das Ende der Welt bedeutet, so bereuen Sie es spätestens in der U-Bahn, wenn Sie Ihr Spiegelbild im Fenster betrachten. Oder Sie sitzen in einem wichtigen Meeting und Ihr Magen fängt plötzlich an, in den tiefsten und sonderlichsten Tönen zu gurgeln und zu knurren. Ganz schön peinlich.

Also reden Sie sich diese wenigen Minuten nach dem ersten Weckerklingeln nicht schön und drücken Sie nicht ständig auf die Wiederholung. Wirklich noch mal einschlafen und sich erholen kann der Körper in dieser kurzen Zeit sowieso nicht mehr. Also lieber den inneren Schweinehund überwinden und gleich aus der Kiste hüpfen. Wenn dieser Hund aber lauter als Ihr Magen knurrt und auf sein Recht, sich noch mal auf die andere Seite zu wälzen besteht, kaufen Sie lieber ein Modell ohne diese Zusatzfunktion.

3.2.3 - Es werde Licht!

Sonnenlicht hat eine natürliche Weckfunktion auf den menschlichen Körper und teilt ihm mit, dass es an der Zeit ist, aus den Federn zu kommen und in den Tag zu starten. Darum empfiehlt es sich den Rollladen vor dem Schlafengehen oben zu lassen, damit am Morgen die Sonnenstrahlen die Möglichkeit haben, Sie sanft zu wecken. Dieser Tipp hilft besonders gut, wenn Sie es gewohnt sind im Dunkeln zu schlafen. Je nach Jahreszeit ist dieses Verfahren allerdings nur bedingt zu empfehlen, da die Sonne nicht immer zur gleichen Zeit aufgeht. Aber vielleicht haben Sie automatische Rollos, bei denen die Uhrzeit eingestellt werden kann? So werden Sie in den Sommermonaten nicht zu früh von Mutter Natur geweckt. Allerdings hängt der Erfolg dieser Methode im Winter davon ab, wann Sie letzten Endes aufstehen müssen. Ist es um diese Zeit noch dunkel draußen funktioniert sie selbstverständlich nicht. Doch auch hierfür gibt es eine elegante Lösung: Besorgen Sie im Baumarkt eine Schaltzeituhr und koppeln Sie diese mit Ihrer Nachttischlampe oder einer Stehlampe in der Zimmerecke. So kann zu jeder von Ihnen gewünschten Zeit einen Sonnenaufgang simuliert werden. Diese Variante ist meist günstiger, als die speziellen Lichtwecker auf dem Markt.

Wenn Sie allerdings zur Spezies gehören, die trotz Sonnenlicht oder greller Stehlampe friedlich weiterschlafen, weil die Helligkeit Sie partout nicht stört, so wird diese Methode nicht anschlagen. Jedoch können Sie trotzdem mit Licht nachhelfen. Zum Beispiel, indem Sie nicht im Halbdunkeln ins Bad oder die Küche taumeln. Schalten Sie (besonders in der dunklen Jahreszeit) überall wo Sie hingehen das Licht an. So signalisieren Sie Ihrem Körper, dass es an der Zeit ist aufzuwachen.

3.2.4 - Motivationsschub für Morgenmuffel

Kommt Ihnen Folgendes bekannt vor? Am Wochenende stehen Sie morgens voller Elan auf und haben seltsamerweise keine Probleme mit Müdigkeit. Woran liegt das? Ist es vielleicht die Tatsache, dass Sie den ganzen Tag tun, wonach Ihnen der Sinn steht und Sie sich auf den Tag freuen?

Versuchen Sie genau dies in Ihren Alltag zu integrieren. Sei es zu Hause, in der Uni oder auf der Arbeit. Freuen Sie sich jeden Tag auf etwas und wenn es nur Kleinigkeiten sind. So haben Sie einen Grund den Tag freudig anzugehen und das Aufstehen fällt leichter. Tragen Sie zum Beispiel die neuen Schuhe fürs Büro, probieren Sie ein anderes Make-up, gehen Sie mit der Kollegin in der Pause ein Stück Kuchen essen, holen Sie sich einen Kaffee oder ein anderes Heißgetränk auf dem Weg zur Arbeit, probieren Sie ein neues Rezept oder was auch immer Ihnen ein Lächeln aufs Gesicht zaubert.

Ebenfalls motivierend und anregend kann es sein, wenn Sie sich von einem Radiowecker aus dem Schlaf holen lassen. Gute-

Laune-Musik gleich am frühen Morgen ist super und hebt die Stimmung. Drehen Sie die Musik nach dem Aufstehen ruhig laut auf, um mit dem Fuß wippend auch gleich das Frühstück zuzubereiten.

Mit einem CD-Wecker können Sie sogar Ihre ganz persönliche Lieblingsmusik laufen lassen und das gibt einen extra Schub Motivation. Das genaue Gegenteil kann auch sehr effektiv sein. Legen Sie eine CD mit Songs ein, die Sie überhaupt nicht mögen. Wenn das Gedudel losgeht, werden Sie nicht lange fackeln und die unerträgliche Musik ausschalten wollen.

Und zu guter Letzt: Was ist motivierender als Motivationssprüche am frühen Morgen? Es gibt diese kleinen Tageskalender mit schönen Sprüchen oder Zitaten. Manchmal sind sie heiter, ein anderes Mal geben sie uns Denkanstöße oder Anlass zum Grübeln oder sie spornen uns regelrecht an. Machen Sie es sich zur Gewohnheit jeden Tag ein Kalenderblatt abzureißen und die Sätze darauf zu studieren. Reflektieren Sie kurz über das Gelesene. Dies weckt den Verstand. Anstatt Zitate können Sie selbstverständlich auch einen Kalender mit Vokabeln oder Ähnlichem nutzen.

3.2.5 - Wecken verboten in der Tiefschlafphase

Will es Ihnen trotz einiger Tricks einfach nicht gelingen, morgens zeitig aus dem Bett zu kommen, werden sie vielleicht jedes Mal in Ihrer Tiefschlafphase geweckt. Dies könnte der Grund sein, wieso Sie sich so abgeschlagen fühlen und keine Kraft und Lust verspüren, aus dem Bett zu hüpfen.

Gehen Sie immer zur gleichen Zeit schlafen, kann Folgendes Ihr Problem lösen: Stellen Sie den Alarm des Weckers circa 15-30 Minuten früher als sonst. Klingt vielleicht erst mal paradox die Zeit vorzuverlegen, weil Sie so noch weniger Schlaf bekommen, aber wenn Sie in einer leichten Schlafphase geweckt werden, fällt es dem Körper oftmals leichter in die Gänge zu kommen, als wenn Sie ihn unsanft aus einer Tiefschlafphase reißen.

Und wenn Sie nun denken, dass Sie die Zeit genauso gut nach hinten verlegen können, seien Sie gewarnt. Zwar fällt das Aufstehen dann ebenfalls leichter, aber es gibt wieder nichts als Zeitprobleme und Stress gleich am frühen Morgen. Spezielle Schlafphasenwecker schaffen hier Abhilfe. Wie diese funktionieren, lesen Sie unter Punkt 20.

3.2.6 - Der frühe Vogel kann Sie mal?

Nichts ist frustrierender für Sie, wie vor dem Weckerklingeln aufzuwachen? Voller Entsetzten starren Sie auf die Zeiger und ärgern sich, dass sie noch eine halbe Stunde hätten weiterschlafen können. Oft regen Sie sich so sehr auf, dass an Schlaf gar nicht mehr zu denken ist. Trotzdem bleiben Sie liegen und wollen die Zeit im Bett bis zum Alarm vollends ausschöpfen.

Beim nächsten Mal passiert Ihnen dies nicht. Sind Sie wieder ausnahmsweise vor Ihrem Wecker wach, nutzen Sie diese Chance und stehen Sie auf. Ja, auch wenn es schwerfällt. Denn nun werden Sie herausfinden, wie sich Ihr Tagesablauf gestaltet, wenn Sie nicht bis auf den letzten Drücker liegen bleiben. Vielleicht sind die Straßen auf dem Weg zur Arbeit schön leer, wenn Sie früher losfahren, oder Sie ergattern ausnahmsweise einen Platz in der Bahn. Möglicherweise haben Sie Zeit für einen Kaffee und ein ausgiebiges Frühstück zu Hause. Es soll sogar Leute geben, die morgens gerne etwas Hausarbeit erledigen, damit Sie abends mehr Zeit für andere Dinge haben. Was immer es ist, finden Sie es heraus. Immerhin ist es wertvolle Zeit, die Sie da im Bett verschwenden. Nutzen Sie diese lieber effektiv, Sie sind ja ohnehin schon wach.

3.2.7 - Sprechen Sie mit Ihrem Arbeitgeber

Die Arbeit macht Ihnen Spaß und Sie lieben Ihren Beruf, aber morgens schaffen Sie einfach nicht viel, weil Sie nicht wirklich wach und konzentriert sind? Ihr Tag könnte viel lieber um einiges später anfangen und dafür gut und gerne erst um 20 Uhr enden?

Da hilft nur eins: Suchen Sie das Gespräch mit Ihrem Vorgesetzten. Vielleicht gibt es die Möglichkeit Ihren Arbeitsrhythmus Ihrem natürlichen Biorhythmus anzupassen. Schlagen Sie Ihrem Chef vor, länger in den Abendstunden zu arbeiten oder die Mittagspause zu verkürzen. Wenn Gleitzeiten möglich sind, haben Sie natürlich ohnehin Extraspielraum. Wichtig hierbei ist jedoch, dass Sie am Abend tatsächlich länger auf der Arbeit bleiben und nicht in Versuchung geraten vorzeitig zu gehen, beispielsweise wenn die anderen Kollegen Feierabend machen. Vielleicht hilft und motiviert es Sie früher aufzustehen, wenn Sie sehen, dass Ihre Kollegen schon alle das Büro verlassen, während Sie noch am Arbeiten sind?

3.2.8 - Tricks für ein paar Minuten mehr im Bett

Hat Ihre Mutter Ihnen als Kind immer die Sachen für den nächsten Tag rausgelegt? Ist gar nicht so dumm, findet Madame Missou. Denn wenn Sie Ihr Outfit bereits zusammengestellt haben, sparen Sie morgens wertvolle Minuten, die Sie länger im Bett verbringen können. Auch andere Dinge lassen sich prima am Vorabend erledigen. Packen und organisieren Sie die Tasche für Arbeit oder Uni und bereiten Sie in der Küche die Kaffeemaschine für den nächsten Morgen vor. Gleiches gilt für Snacks, die Sie mitnehmen möchten. Damit es nicht immer das langweilige Brot ist, bereiten Sie zur Abwechslung einen Salat zu (Dressing bitte separat) oder mundgerecht geschnittenes Obst und andere Leckereien.

Ebenfalls zu empfehlen: Den Tisch schön herrichten und decken. So kommt gleich ein bisschen Freude auf, wenn Sie die Küche betreten und alles ist fertig und einladend. Die Zeit, die Sie bei all den Vorbereitungen sparen, können Sie in mehr Schlaf investieren. Stellen Sie Ihren Wecker von jetzt an ruhig auf eine spätere Zeit und nie früher als nötig.

3.2.9 - Morgenrituale einführen und pflegen

Eine gewisse Routine am Morgen sorgt dafür, dass alle Abläufe wie von selbst funktionieren ohne groß darüber nachzudenken. Ein weiteres Plus: Haben Sie einmal Ihren Rhythmus gefunden und die Rituale sind gefestigt, so wissen Sie genau, wie viel Zeit für alles benötigt wird und es gibt kein Chaos nach dem Aufstehen. Wie die Morgenroutine aussieht, ist Ihnen überlassen. Für Viele geht der erste Gang am Morgen ins Bad. Dort können Sie sich gleich munter machen, indem Sie mit einem Schwung kaltem Wasser Ihr Gesicht waschen. Und wenn Sie auf die morgendliche Tasse Kaffee angewiesen sind, schalten Sie die Maschine an, ehe Sie unter die Dusche hüpfen. So können Sie ihn anschließend direkt genießen.

Weitere Beispiele für Morgenrituale:

- Zeitung lesen
- Eine Runde joggen gehen, ins Fitnessstudio oder anderer Sport
- mit Ihrer Mutter telefonieren
- Frühstücksfernsehen
- zum Bäcker gehen
- Schminken und Frisieren

3.2.10 - Nichts wofür es sich lohnt aufzustehen?

Sie sind nach dem Weckerklingeln nicht wirklich müde, aber Sie finden einfach keine Motivation, das Bett zu verlassen und in den Tag zu starten? Sind Sie vielleicht unzufrieden mit Ihrer Arbeit oder dem Privatleben?

Wenn Ihnen morgens beim Aufwachen ein Stein so schwer wie der Mount Everest im Magen liegt und Sie Bauchweh bekommen, wenn Sie nur ans Büro, die Ausbildung oder das Studium denken, ist es an der Zeit, etwas zu ändern. Wo liegt das Problem, dass Sie so ungern zur Arbeit fahren? Sind es Ihre Kollegen, sind Sie über- oder unterfordert, ist Ihr Boss ein Tyrann oder Sie sind unglücklich im Job und würden lieber in einen anderen Bereich wechseln? Dann denken Sie über eine Veränderung nach und treffen Sie Vorbereitungen.

Falls Sie Ihren Beruf gerne ausüben, aber das Arbeitsklima im aktuellen Betrieb sehr schlecht ist, schreiben Sie Bewerbungen und suchen Sie sich eine neue Stelle. Ist das Gegenteil der Fall und sie hassen Ihren Job regelrecht, ist es ebenfalls Zeit für einen Wechsel. Versuchen Sie es mit einer Umschulung oder Weiterbildung. Auch Quereinstiege sind je nach Berufsfeld denkbar.

Möglicherweise sind Sie noch jung und haben gerade eine Ausbildung angefangen oder ein Studium angetreten und stellen nun fest, dass der von Ihnen gewählte Berufszweig doch nicht Ihren Vorstellungen entspricht? Auch dies ist kein Weltuntergang und es gibt keinen Grund sich durch mehrere Jahre Studium zu quälen, wenn Sie bereits jetzt wissen, dass es Sie nicht glücklich machen wird. Was hält Sie davon ab, sich neu zu orientieren? Möchten Sie Ihre Eltern nicht enttäuschen und wollen das Ganze ihnen zuliebe durchziehen? Bedenken Sie eines: SIE müssen diesen Beruf ausüben und das womöglich bis zur Rente. Wollen Sie wirklich ein Leben lang mit Bauchschmerzen aufwachen, nur damit Ihre Eltern zufrieden sind? Reden Sie mit Ihnen und nehmen Sie etwaige Enttäuschungen hin wenn nötig. Madame Missou ist sich sicher, dass der Ärger nach einiger Zeit verfliegen wird und Ihre Eltern glücklich sein werden, wenn sie sehen, dass Sie es ebenfalls sind.

Manchmal liegen die Probleme jedoch im privaten Bereich. Sind sie schon seit langer Zeit ungewollt Single und wünschen sich einen Partner oder gar eine Familie? Sind Sie es leid, immer in eine leere Wohnung zu kommen und niemand ist dort, der auf Sie wartet? Unerfüllte Wünsche im Privatleben können uns den Antrieb rauben, denn das Leben wirkt trostlos und leer. Natürlich kann dieser Zustand nicht von heute auf morgen geändert werden, aber zu Hause zu hocken oder den ganzen Tag im Bett zu verbringen hilft auch nicht weiter. Gehen Sie unter Menschen, treffen Sie sich wieder vermehrt mit Freunden. Wenn nötig zwingen Sie sich anfangs dazu, auch wenn Sie überhaupt keine Lust verspüren. Haben Sie sich erst mal aufgerafft, werden Sie sehen, wie schön das Leben ist und das man auch alleine sein Glück finden kann. Und das glückliche Menschen attraktiver auf andere wirken ist ja gemeinhin bekannt. Wenn Sie sich mit dem Thema Motivation intensiver auseinander setzen möchten, sind meine zwei Ratgeber zu den Themen Achtsamkeit und Selbstbewusstsein vielleicht eine kleine Hilfe.

Um jedoch einen Ansporn zu finden morgens leichter aus den Federn zu kommen, können Sie eine gute Freundin zum Frühstück nach Hause einladen oder eine liebe Kollegin auf dem Weg zur Arbeit auf einen Kaffee treffen.

Kling seltsam, aber ein Haustier kann auch die Einsamkeit vertreiben. Natürlich sollte es kein Hund sein, wenn Sie den ganzen Tag unterwegs sind, aber Vögel, Meerschweinchen oder Katzen sind ebenfalls treue Weggefährten und zaubern Leben in Ihr Zuhause.

3.2.11 - Im Bett in Schwung kommen

Bringen Sie Ihren Kreislauf bereits im Liegen auf Trab. Dehnen und recken Sie sich ausgiebig, bevor Sie die Beine über die Bettkante schwingen. Nach dem Aufstehen schieben Sie dann noch gleich ein paar kleine Stretch-Übungen hinterher, um den Kreislauf anzukurbeln.

Ebenfalls ein guter Tipp ist mal wieder der Radiowecker. Stellen Sie den Alarm so ein, dass er einige Minuten bevor die Nachrichten kommen, losgeht. So können Sie den aktuellen Geschehnissen lauschen, Ihr Gehirn kommt in Gang und das Nachdenken weckt wiederum die Lebensgeister. Es müssen aber nicht unbedingt die Nachrichten sein. Lesen Sie ein paar Seiten in einem Buch oder Magazin, lösen Sie ein Rätsel oder Sie legen sich Stift und Papier neben das Bett, um den aktuellen Tag durchzuplanen und aufzuschreiben, was alles erledigt werden muss. Ganz oben auf der Liste sollte natürlich "endlich aufstehen" notiert werden.

Ein weiterer Tipp für außerhalb der Laken:

Auch wenn es schwerfällt: Wechselduschen machen Sie munter und geben Ihnen einen Frischekick am Morgen. Im Winter kann alternativ das Fenster weit geöffnet werden und Sie füllen Ihre Lungen mit ein paar tiefen Atemzügen kalter Luft.

3.2.12 - Zurück ins Bett!

Ihre Lieblingsserie oder Lieblingssendung kommt am frühen Nachmittag, aber da sitzen Sie leider noch im Büro? Kein Problem! Nehmen Sie die jeweils aktuelle Folge einfach auf und schauen Sie diese genüsslich am frühen Morgen. Ob im Bett oder kuschelig auf dem Sofa ist egal. Wie wäre es bei dieser Gelegenheit, das Ganze gleich mit einem köstlichen Frühstück zu verknüpfen? Machen Sie sich einen Kaffee und ein leckeres Essen und dann geht es noch mal ab in die Kiste. Platzieren Sie alles auf einem Tablett, welches für ein Essen im Bett geeignet ist oder nutzen Sie den Couchtisch, falls sich kein Fernseher im Schlafzimmer befindet.

Die Vorfreude auf die Sendung kann Sie eventuell motivieren morgens aufzustehen und gekoppelt mit einem entspannten und gesunden Frühstücken schlagen Sie gleich zwei Fliegen mit einer Klappe. Positiver Nebeneffekt: Sie können noch ein wenig faulenzen und relaxen.

Bei Einigen funktioniert wiederum ein kleiner Pakt. Sagen Sie sich beim Weckerklingeln, dass Sie zwar jetzt aufstehen werden, aber wenn Sie nach 10 Minuten tatsächlich noch supermüde sind, Sie es sich gestatten, noch mal ins Bett zu gehen. Glauben Sie Madame Missou: Waren Sie erst mal im Bad, haben die Zähne geputzt und sind einige Zeit umhergelaufen, dann sind Sie putzmunter und anstatt zurück ins Bett zu fallen, werden Sie es eher machen.

3.2.13 - Wenn Sie nicht verschlafen dürfen

Dies ist ein Notfalltrick, wenn Sie unter gar keinen Umständen verschlafen dürfen. Bei einem wichtigen Meeting beispielsweise oder einer Klausur. Trinken Sie vor dem Schlafengehen ein großes Glas Wasser. Der Druck auf die Blase wird Sie am nächsten Morgen wecken. Und wenn es wirklich dringend ist, betätigen Sie mit hoher Wahrscheinlichkeit nicht die Weckwiederholung, sondern trippeln lieber schnellstens ins Bad.

Angeblich haben die Indianer diese List ebenfalls angewandt, um morgens frühzeitig und vor Sonnenaufgang wach zu werden.

3.2.14 - Ursachenforschung betreiben

Vielleicht haben Sie ja, wie in Punkt 10 beschrieben, persönliche Gründe, die Ihnen das Aufstehen erschweren. Wenn Sie aber sonst immer voller Elan waren und Sie morgens nie Probleme damit hatten aus den Federn zu kommen, sollten Sie der Ursache für Ihre Schlafstörungen auf den Grund gehen.

Möglicherweise waren Sie die letzten Wochen immer zu lange wach oder Sie haben kurz vor dem Schlafengehen deftig gegessen und die Mahlzeit liegt Ihnen anschließend schwer im Magen. Vielleicht kreisen Ihre Gedanken aber auch zurzeit einfach um unerledigte Probleme, auf der Arbeit gibt es viel Stress oder ein vergangenes Ereignis lastet unbewusst immer noch auf Ihnen.

Es gibt auch Menschen, die nicht gut schlafen, wenn zu viele Elektrogeräte im Schlafzimmer sind oder es zu unordentlich ist. Hier ist schnell Abhilfe geschafft, indem Sie vor dem Schlafengehen noch ein wenig aufräumen oder unnötige elektronische Geräte aus dem Zimmer entfernen.

Auch ein Fernseher im Schlafzimmer kann sich negativ auf die Schlafkultur auswirken. Er verleitet dazu, vor dem Zubettgehen noch durch die Programme zu zappen und im schlimmsten Fall bleiben Sie bei einem Programm kleben und sehen einen Film oder eine Sendung bis zum Ende an.

Medizinische Ursachen sind ebenfalls denkbar. Eisenmangel beispielsweise kann Sie dauerhaft müde und träge machen. Klären Sie dies mit einem Arzt Ihres Vertrauens ab.

3.2.15 - Persönlicher Weckdienst

Wenn Verschlafen zu einem dauerhaften Problem wird und Sie bereits Angst haben, dass es Ihrem Ansehen auf der Arbeit schadet oder Sie im Seminar langsam aber sicher den Anschluss verlieren, so greifen Sie zu drastischeren Maßnahmen.

Kennen Sie jemanden, der morgens gut aus den Federn kommt? Lassen Sie sich von dieser Person zu einer verabredeten Uhrzeit anrufen und eine Weile bequatschen. Zum Beispiel hält diese Person Sie so lange in der Leitung fest, bis Sie im Bad sind oder der Küche. Durch das Gespräch kommt Ihr Hirn auf Trab und Sie werden automatisch wach. Aber schummeln Sie nicht, indem Sie nur vorgeben aufgestanden zu sein. Am besten ist es, Ihr telefonischer Weckdienst klingelt später erneut durch, um zu überprüfen, ob Sie tatsächlich auf den Beinen sind.

Natürlich kann Ihr menschlicher Wecker auch an der Haustüre klingeln und Sie frühstücken gemeinsam. Oder ein netter Nachbar klingelt morgens so lange an der Türe, bis Sie öffnen und gähnend aber dankbar bestätigen, dass Sie wach sind.

3.2.16 - Aller guten Dinge sind drei

Nun folgt ein Trick, der bei vielen Morgenmuffeln funktioniert und auch für die Wiederholungstäter aus Punkt 2 zu empfehlen ist. Platzieren Sie mehrere Wecker in Ihrem Zimmer oder der Wohnung, die zu etwas versetzten Zeiten klingeln. Der Erste schellt beispielsweise unmittelbar neben Ihrem Bett auf dem Nachttisch. Falls Sie diesen im Schlaf ausschalten, klingelt der Nächste wenige Minuten darauf. Allerdings befindet er sich in einiger Entfernung zum Bett, sodass Sie gezwungen sind aufzustehen, um ihn abzustellen.

Wie bitte? Sie sind anschließend torkelnd wieder in die Kissen gesunken? Wie gut, dass es noch den Alarm Nummer 3 gibt. Nur dieser plärrt und kreischt im Nebenraum. Es muss auf jeden Fall ein wirklich lauter Wecker sein, wie beispielsweise ein Radiowecker, bei dem Sie die Lautstärke entsprechend einstellen können. Wenn Sie nun völlig genervt ins Nebenzimmer laufen, um dem Krach endlich ein Ende zu bereiten, so bleiben Sie in der Regel auch gleich wach. Das hofft Madame Missou zumindest....

3.2.17 - Nickerchen einplanen

Ein Mittagsschläfchen ist gesund, und wenn Sie bereits morgens mit dem Gedanken aufstehen, dass Sie später noch mal in den Genuss eines kleinen Schlummers kommen, fällt es mitunter leichter das Bett zu verlassen. Doch mit Nickerchen ist nicht gemeint, dass Sie am Nachmittag eine Stunde oder länger schlafen.

Madame Missou praktiziert folgende Methode für einen kurzen Powerschlaf:

Nehmen Sie einen etwas schwereren Schlüsselbund und legen Sie sich nicht ins Bett, sondern setzten Sie sich in einen bequemen Stuhl mit Armlehnen oder einen Sessel. Halten Sie die Schlüssel in der geschlossenen Faust und strecken Sie den Arm über die Lehne oder Polsterung hinaus. Nun versuchen Sie zu dösen. Während Sie immer mehr entspannen und schließlich in den Schlaf sinken, wird die Faust erschlaffen und die Schlüssel fallen scheppernd zu Boden (außer, Sie haben einen Teppichboden zu Hause). Das Geräusch wird Sie aufwecken und die kurze Entspannungsphase war völlig ausreichend, um Sie wieder fit zu bekommen.

3.2.18 - Hund, Katze, Maus

Sie sind ein Tierfreund, haben aber keinen pelzigen Freund zu Hause? Dann wird es höchste Zeit, denn diese Fellnasen sind der beste Wecker überhaupt.

Sie glauben ja wohl kaum, dass Sie bei lautem Hundebellen oder Jaulen genüsslich weiterschlafen werden? Oder wenn eine Katze neben Ihnen am Bett sitzt und miaut. Schlimmer noch, Sie springt auf die Matratze und tippt Sie mit der Pfote immer wieder irgendwo an oder leckt Ihnen gleich mit der rauen Zunge übers Gesicht. In die Zehen beißen ist auch eine beliebte Methode, um den Langschläfer wach zu bekommen.

Aber selbst wenn es ein Haustier ist, das nicht zu Ihnen ins Bett hüpfen kann, so tragen Sie dennoch die Verantwortung für ein Lebewesen und das hat im Normalfall morgens Hunger, will vor die Türe gehen oder seine Behausung braucht eine Grundreinigung.

Mit anderen Worten es ist Ihre Pflicht, morgens früh auf den Beinen zu sein und sich um Ihren Schützling zu kümmern. Dieser wird es Ihnen mit viel Liebe und Geselligkeit danken.

3.2.19 - Planung ist das halbe Leben

Wie schon geschrieben, schaffen Morgenrituale und eine gewisse Routine Sicherheit und helfen den Tag gekonnt und stressfrei zu starten. Doch was ist mit dem Rest des Tages?

Sie können, wenn Sie mögen, bereits am Vorabend den ganzen nächsten Tages durchplanen. Dies sorgt nicht nur dafür, dass Sie am Abend gut einschlafen werden, weil alles Wichtige vorbereitet ist, sondern Sie beginnen den nächsten Tag mit der

Gewissheit, einen kompletten Plan für den Tag zu haben. Stehen Sie hingegen morgens auf und wissen gar nicht, womit Sie anfangen sollen und was alles ansteht, dann kann dies zu Chaos, Unlust und Unmut führen.

Besorgen Sie sich also einen Notizblock, Taschenkalender oder nutzen Sie Ihr Mobiltelefon und notieren Sie alle Besorgungen und Termine für den kommenden Tag. Schreiben Sie beispielsweise erst mal die Dinge auf, die Sie im Laufe des Tages auf jeden Fall schaffen wollen oder sogar müssen. Anschließend kommt auf die Liste, was sonst noch ansteht und vergessen Sie auch nicht die erfreulichen Dinge, wie Treffen mit Freunden oder die Abendplanung.

Sie werden sehen, es macht Spaß nach und nach die einzelnen Punkte von der Liste zu streichen und zuzusehen, was Sie alles schaffen. Wenn trotzdem etwas unerledigt bleibt, übertragen Sie es auf die nächste Kalenderseite. So wird in Zukunft nichts mehr vergessen und der Tag gestaltet sich weniger chaotisch, aber dafür stressfreier.

Machen Sie diese Planung zu Ihrer Routine und starten Sie relax in den Tag. Gern kann diese Vorausplanung auch am Morgen stattfinden, wie in Punk 11 beschrieben.

3.2.20 - Welcher Wecker passt zu mir?

Ihr Wecker klingelt unwahrscheinlich laut und Sie sitzen sofort senkrecht im Bett und Ihr Herz rast vor Schreck? Oder ist er so leise, dass Sie ihn einfach überhören und er munter weiter piepst? Auch Musik sorgt bei manchen Leuten eher dafür, dass sie wohlig weiterschlafen, da diese Geräusche nicht von jedem als störend empfunden werden. Besonders, wenn Sie beispielsweise einen Fernseher als Einschlafhilfe nutzen.

Und wenn es Ihnen so geht wie Madame Missou, dann haben Sie in der Regel keinerlei Probleme damit, den Wecker im Halbschlaf abzustellen und weiter zu pennen. Wenn Sie anschließend viel zu spät aufwachen, können Sie sich allerdings nicht mal daran erinnern, dass der Alarm überhaupt je losgegangen ist.

Jeder Mensch ist anders und benötigt am Morgen eine andere Methode, aufgeweckt zu werden. Nicht alle Wecker funktionieren bei jedem gleich. Wenn Sie also Probleme haben aus den Federn zu kommen, ist es vielleicht an der Zeit über einen neuen und geeigneteren Wecker nachzudenken. Im folgenden Tipp stellt Ihnen Madame Missou verschiedene Wecker und Ihre Funktionsweisen vor. Möglicherweise ist auch einer für Sie dabei.

- Anstatt von jetzt auf gleich schrill loszuplärren, gibt es Wecker, deren Alarmton langsam aber stetig ansteigt. Irgendwann dringt das Geräusch auch in Ihr Bewusstsein und wird als störend empfunden, sodass Sie aufwachen.

- Einer der beliebtesten und leider auch teuersten Wecker ist der Tageslichtwecker. Anstelle eines herkömmlichen Alarms wird ein Sonnenaufgang simuliert, indem die Lichtintensität langsam gesteigert wird. Für ein bestmöglichstes Ergebnis schlafen Sie optimalerweise in einem abgedunkelten Raum. Und falls Sie sich bei Lichteinfall manchmal einfach die Decke über den Kopf ziehen, seien Sie unbesorgt. Nach dem Sonnenaufgang kommt wenig später auch noch ein akustisches Signal hinzu. Nicht geeignet ist diese Weckmethode für Menschen, die es gewohnt sind, im Hellen zu schlafen.

- Sie würden Ihren Wecker am Morgen am liebsten gegen die Wand klatschen? Dann tun Sie es doch! Es gibt Modelle in Tennisball oder anderer Form, bei denen der Alarm ausgeschaltet wird, wenn sie kräftig in die Ecke gepfeffert werden. So können Sie Ihrem Frust gleich am frühen Morgen Luft machen. Aber seien Sie gewarnt: Hat der kleine Ball eine Weckwiederholung, so müssen Sie aufstehen und ihn suchen, um den Weckton komplett auszuschalten.

- Radio- oder CD-Wecker stehen auf so manchem Nachttisch und können verschieden genutzt werden. Ob Ihr Lieblingsradiosender zur Alarmzeit eingeschaltet wird oder ein Signalton ertönt, können Sie selbst entscheiden. Weiteres Plus: Lassen Sie die Musik einfach weiterlaufen, während Sie die Zähne putzen, sich anziehen, oder lauschen Sie den Nachrichten und Verkehrsmeldungen. Gute-Laune-Musik motiviert und das Aufstehen fällt leichter. Nicht jeder empfindet Musik oder die Stimme eines Radiomoderators jedoch als störend. Probieren Sie an einem freien Tag aus, ob ein Radiowecker für Sie infrage kommt.

- Wecker auf Rädern. Dieser Wecker ist besonders für die zuvor genannten Wiederholungstäter unter den Morgenmuffeln geeignet. Warum? Er funktioniert wie folgt: Sie stellen wie gewohnt den Alarm auf die von Ihnen gewünschte Zeit ein und ein völlig normaler Alarmton wird zu diesem Zeitpunkt ertönen. Es gibt also erst mal keinen Unterschied zu anderen Weckern. Doch jetzt kommt der Clou. Betätigen Sie die Snooze-Funktion des kleinen Kerlchens, so lässt sich dieser vom Nachtisch fallen (Keine Angst, er geht dabei nicht zu Bruch.) und verschwindet irgendwo. Unter das Bett, in eine Ecke, er huscht unter die Kommode oder sonst wohin. Und er ist so konzipiert, dass er die Richtung ändern kann und demnach nicht immer ins gleiche Versteck rollt. Wenn der Alarm nach Ablauf der Schlummerzeit erneut losgeht, können Sie Ihren rollenden Wecker erst mal suchen und womöglich auf allen Vieren irgendwo rausfischen.

Ist die Aktion beendet, dürften Sie so weit wach sein, dass Sie nicht wieder ins Bett kriechen.

- Sie könnten auch weiterschlafen, wenn neben Ihnen eine Bombe hochginge? Dann versuchen Sie es einmal mit Bombenstimmung gleich am frühen Morgen? Dieser Wecker hat es wirklich in sich. Er sieht aus wie eine Bombe und hat drei verschiedenfarbige Kabel, die den Alarm unterbrechen können. Denn geht der Alarm erst mal los, startet ein Countdown und Sie haben eine vorgegebene Zeit, um das Hochgehen der Bombe zu verhindern. Dabei ist es wie im Kinofilm: Welches ist nur das richtige Kabel? Eine kleine Lampe zeigt Ihnen in der entsprechenden Farbe an, welche Verbindung durch Auseinanderziehen unterbrochen werden muss, um den Countdown zu stoppen. Sind Sie zu langsam, kommt es zur "Explosion" und ein ohrenbetäubender Lärm ist die Folge. Danach sind Sie garantiert wach.

- Etwas sanfter sind da die Aroma-Wecker mit Naturgeräuschen und Lichteffekten. Ob Meeresrauschen, Waldgeräusche oder Vogelgezwitscher ist Geschmackssache. Gleiches gilt für die Düfte und das Farbenspiel. Diese Methoden können durch einen herkömmlichen Alarm ergänzt werden. Vielleicht allerdings zu sanft für verschlafene Gemüter, und wenn Sie erst beim normalen Klingeln aufwachen, war die Aromatherapie völlig umsonst.

- Der Foto-Wecker ist schön, sehr persönlich und für jeden Besitzer einzigartig gestaltbar. Er sieht auf den ersten Blick aus wie ein normaler Bilderrahmen mit Uhr und kann natürlich mit einem Foto bestückt werden. Das Besondere jedoch: Anstatt eines Alarmtons kann eine persönliche Nachricht eingespeist werden, die zur Weckzeit abgespielt wird. Was gibt es Schöneres, als das Bild des Liebsten gleich am frühen Morgen zu sehen und dazu noch seine Stimme zu hören? Oder Sie nehmen das Gekreische Ihrer besten Freundinnen auf, die mahnende Stimme Ihrer Mutter oder, oder, oder.

- Der fliegender Wecker bekommt Sie garantiert aus dem Bett. Geht sein Alarm los, wird ein kleiner Propeller in die Luft geschossen und landet irgendwo im Zimmer. Damit das Klingeln aufhört, müssen Sie das kleine Ding finden und zurück in die Basis stecken. Ansonsten schrillt der Wecker ewig weiter.

- Kletternde Wecker sind wiederum etwas für die Snooze-Liebhaber. Er hängt an einer Spirale von der Zimmerdecke und schwebt knapp über Ihrem Nachttisch. Geht der Alarm los, passiert zunächst nichts Außergewöhnliches. Erst wenn Sie die Weckwiederholung betätigen, klettert der kleine Kerl ein Stückchen an der Spirale nach oben, befindet sich aber immer noch in Reichweite. Je nach Anzahl der Wiederholungen geht es Stück für Stück weiter hinauf, bis er sich irgendwann dazu entschließt, ganz unter die Decke zu kraxeln und dann haben Sie wirklich ein Problem ihn abzuschalten.

- Hier geht es wieder um Konzentration am frühen Morgen. Denn der Wecker mit Zielscheibe verfügt über einen Sensor im Zentrum der Scheibe und einer Pistole mit Laserpointer. Geht der Alarm los, müssen Sie in bester Bond-Manier die Waffe greifen und genau in die Mitte treffen, damit das Klingeln abgeschaltet wird. Der Schwierigkeitsgrad lässt sich erhöhen, indem Sie die Zielscheibe weiter entfernt aufstellen. Wer es schafft, sich so weit zu konzentrieren, um ins Schwarze zu treffen, der ist bestimmt auch munter genug, um aufzustehen.

- Aus Asien kommt der Mathe-Wecker, der Ihnen jeden Morgen eine simple Rechenaufgabe stellt. Auch hier geht es selbstverständlich darum, die grauen Zellen anzustrengen und den Geist zu wecken. Denn der Alarm stoppt erst, wenn das richtige Ergebnis eingegeben wurde.

- Nach einem ähnlichen Prinzip arbeitet der Gedächtnis-Wecker. Wem Mathematik nicht liegt, kann es mit dieser Variante probieren. Die 4 verschiedenen Lichtdioden müssen in einer vorgegebenen (und jeden Morgen neuen) Reihenfolge gedrückt werden. Ist diese falsch, schellt der Wecker munter weiter.

- Saturday-Night-Fever die ganze Woche lang. Der Discokugel-Wecker wirft bunte und bewegte Lichter an alle Wände und spielt laute Musik zum Aufwachen. Mehr Discofeeling im eigenen Schlafzimmer geht nicht.

- eine Besonderheit stellt der Schlafphasenwecker dar. Dieser wird zunächst, wie jeder andere Wecker auch, zu einer bestimmten Uhrzeit auf Alarm gesetzt, manchmal stellt man auch einen bestimmten Zeitraum ein. Dieser Bio-Wecker in Form eines Armbandes beobachtet nun Ihre Schlafphasen und weckt Sie zum bestmöglichen Zeitpunkt. Demnach kann der Alarm einige Minuten vor der eingestellten Uhrzeit klingeln oder am Ende des vorgegebenen Zeitfensters. Durch dieses Verfahren soll verhindert werden Sie unsanft aus einer Tiefschlafphase zu reißen.

Selbstverständlich muss es nicht immer etwas Ausgefallenes sein. Sie können auch Ihr Handy oder Smartphone als Wecker benutzen. Die klassischen und einfachen Wecker mit Glocke (und ohne verführerische Weckwiederholfunktion) leisten ebenfalls gute Dienste und sind erschwinglich.

3.3 Schlusswort - Morgenmuffel wird Frühaufsteher?

Der Drang morgens im Bett liegen zu bleiben kann also viele Ursachen haben. Einige können sehr leicht bekämpft und beseitigt werden, andere aber sind hartnäckig und es bedarf einiges an Selbstdisziplin, um der Trägheit in den frühen Stunden Herr zu werden.

Wenn Sie dieses eBook erworben und nun in den versprochenen ca. 120 Minuten zu Ende gelesen haben, trifft vermutlich eher Letzteres auf Sie zu, oder sagen wir besser traf auf Sie zu. Denn Madame Missou hofft natürlich, dass der ein oder andere Tipp Sie ab jetzt morgens ein wenig munterer in den Tag starten lässt und Sie das Bett in Zukunft zeitig verlassen werden.

Vorbei der schlechte Schlaf, das Hetzen und Chaos in den Morgenstunden, der knurrende Magen auf dem Weg zur Arbeit und die Lustlosigkeit.

Vermutlich werden Sie nie wirklich ein leidenschaftlicher Frühaufsteher werden, aber etwas mehr Elan und weniger Muffeligkeit am Morgen sind doch auch schön.

Guten Schlaf und Guten Morgen wünscht,

Ihre Madame Missou, *(die dankbar für ihre Buchbesprechung auf Amazon ist)*

Ähnliche Bücher der Autorin, die Ihnen gefallen könnten:

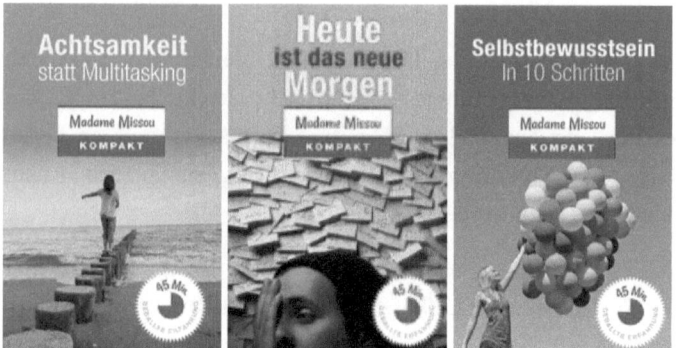

4. Anhang, Rechtliches und Impressum

Wie hat Ihnen dieses Buch gefallen?

„Nicht gemeckert ist genug gelobt!" - dieses kleine Sprichwort kennen die meisten von uns nur allzu gut (aus der Schule, Familie, Firma…). Doch gerade ein kleines Lob kostet den „Sender" nicht viel und spendet dem „Empfänger" unendlich viel Energie! Wenn Ihnen also mein kleiner Ratgeber gefallen und geholfen hat, freue ich mich riesig auf Ihre Bewertung in den Rezensionen bei Amazon. Natürlich ist hier nicht nur positives sondern auch negatives Feedback willkommen (positives aber besonders gerne). Beides hilft mir weiter, dieses Buch kontinuierlich zu verbessern und – dank Ihrer Anregungen – zu erweitern. Also geben Sie sich einen Ruck und schenken Sie mir nun noch 1-2 Minuten Ihrer Zeit für ein Feedback zum Buch auf Amazon.de – **ich danke Ihnen vielmals!**

Über die Autorin Madame Missou

Madame Missou – 1960 in Bamako (Mali) als Tochter des französischen Botschafters und einer argentinischen Botanikerin geboren – hat Kultur und Kunstgeschichte an der Université Paris-Sorbonne studiert. Im Alter von 25 Jahren zog es Sie in die neue Welt. In New York eröffnete Sie die Galerie *„Madame Missou`s Best World Arts"* und spielte in diversen Musicals Haupt- und Nebenrollen. Anfang der 90er Jahre verkaufte Sie ihre Galerie und verlagerte ihren Lebensmittelpunkt nach Europa. Zunächst lebte sie für einige Jahre in Lissabon, Kopenhagen, Moskau und London bis sie sich 1999 entschied dauerhaft nach Berlin zu ziehen. Hier lebt Sie mit Ihrer Familie seit nunmehr fast 15 Jahren glücklich in Ruhe und führt ein erfolgreiches Leben als Schriftstellerin, Lebenstrainerin, Beraterin und Künstlerin. Es sind bereits zahlreiche Bestseller-

Ratgeber von ihr, vornehmlich zu typischen Frauenthemen, erschienen. Darunter auch das kleine Buch, was Sie nun in den Händen halten.

Wenn Sie mehr von Madame Missou wissen wollen, informieren Sie sich doch z.B. auch auf der Website www.MadameMissou.de oder auf Facebook: www.facebook.com/MadameMissou

Rechtliches und Impressum

Wir sind bemüht alle Angaben und Informationen in diesen Buch korrekt und aktuell zu halten. Trotzdem können Fehler und Unklarheiten leider nie vollkommen ausgeschlossen werden. Daher übernehmen wir keine Gewähr für die Richtigkeit, Aktualität, Qualität und Vollständigkeit der vorliegenden Unterlagen. Für Schäden, die durch die (Nicht-) Nutzung der bereitgestellten Informationen mittel- oder unmittelbar entstehen, haften wir nicht, so lange uns nicht grob fahrlässiges oder vorsätzliches Verschulden nachgewiesen werden kann. Für Hinweise auf Fehler oder Unklarheiten an info@madamemissou.de sind wir Ihnen dankbar.

Mögliche Ähnlichkeiten oder Verwechslungen von fiktiven Charakteren in diesem Buch mit realen Personen sind unbeabsichtigt und ohne realen Bezug.

Alle Texte und Bilder dieses Buches sind urheberrechtlich geschütztes Material und ohne explizite Erlaubnis des Urhebers, Rechteinhabers und Herausgebers für Dritte nicht nutzbar.

Alle etwaigen, in diesem Buch genannten Markennamen und Warenzeichen sind Eigentum der Rechtmäßigen Eigentümer. Sie dienen hier nur zur Beschreibung der jeweiligen Firmen, Produkte bzw. Dienstleistungen.

Der Inhalt dieses Buches wurde nicht von einem Facharzt oder Apotheker erstellt aber mit größter Sorgfalt, nach bestem Wissen und Gewissen. Für die Richtigkeit und Vollständigkeit kann gleichwohl keine Gewähr übernommen werden. Aus diesem Grund ist jegliche Haftung für eventuelle gesundheitliche Schäden im Zusammenhang mit der Nutzung dieses Buches ausgeschlossen. Die Informationen dürfen auf keinen Fall als Ersatz für professionelle Beratung und/oder Behandlung durch ausgebildete und anerkannte Ärzte angesehen werden. Der Inhalt dieses Buches kann und darf nicht verwendet werden, um eigenständig Diagnosen zu stellen oder Behandlungen anzufangen. Konsultieren Sie im Zweifel immer einen Facharzt bei medizinischen und/oder gesundheitlichen Fragen!

Madame Missou wird vertreten durch die

Maracuja GmbH
Laerheider Weg 13
47669 Wachtendonk
info@madamemissou.de
Coverdesign by Claudia Braun, extenso.de
Copyright Coverbild: kallejipp, photocase.de

www.ingramcontent.com/pod-product-compliance
Lightning Source LLC
Chambersburg PA
CBHW050507290526
45786CB00006B/2464